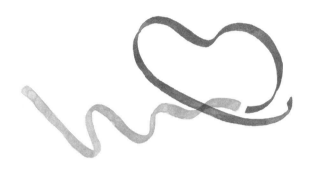

がんの「語り」

語り手の養成から学校・医療・企業への派遣まで

NPO法人キャンサーサポート北海道

大島寿美子　米田純子
宇佐美暢子　木村恵美子

寿 郎 社

はじめに ∙∙∙

　がんという病いを経験した人やその家族が、体験を振り返り、自分自身で文章にまとめ、口頭で、あるいは文字を通して人に「語る」。本書は、その意味や意義と、実際に語るための方法をわかりやすくまとめたガイドブックです。

　病気や障害、戦争や災害を経験した人々が「語り部」「語り手」となって自己の経験を人々に伝える活動は、これまでにも広く行われてきました。がんという病いについても、全国の患者団体や体験者が学校の授業や市民向けのセミナー、企業や医療従事者の研修に出向き、体験を伝える活動をしています。私たちNPO法人キャンサーサポート北海道(以下略称「キャンサポ」)も、2015年から「がんの語り手」を養成し、派遣する事業を続けてきました。

　本書でご紹介するのは、私たちが活動を通じて開発してきた「体験の語り」の方法です。私たちは2015年から「がんの語り手養成事業」を始め、2017年に養成講座の受講生の発案で28人が実名で自らの体験を執筆した『北海道でがんとともに生きる』(寿郎社)を刊行しました。2017～2019年度には札幌市の補助金を受け「札幌市がん経験者派遣体制構築事業」を実施し、語り手の養成と派遣の仕組みづくりに取り組みました。そして、これらの成果をもとに、学校の授業や市民公開講座、学会のシンポジウム、医療者の研修会などに語り手を派遣してきました。開発したのは、これら養成講座や派遣の経験を通じて養われた「実践知」に、実践の中で集めたデータの学術的分析や「病いの語り」に関する学問的な知見という「専門知」を加えた方法論です。

　がんの語り手の養成が始まったのは、イベント、学校の授業などでがん患者・体験者が自分の体験を話す機会が少しずつ増えていた時期です。当初は外から寄せられる相談や依頼に応じて体験を伝える人を養成することが目的でした。札幌市の補助事業では、段階的に学ぶことができるよう、「基礎編」「応用編」「発展編」の3つの研修を開発しました。2020年度から始まる学校でのがん教育を念頭に語り手を養成し、企業や医療者向けの研修にも対応できる内容に進化させていきました。そして、養成した語り手を、小中学校や大学、医療者や企業の研修、市民向けの公開講座や啓発イベントなどに派遣してきました。

こうした経験の中で少しずつ発展、精緻化させてきた「病い体験の語り」の方法論を本書ではご紹介します。体験の語りの記述にあたっては、病いの語りに関する医療人類学や医療社会学の研究と、人間の経験を記録するジャーナリズムの技法から多くの着想を得ています。

　私たちの病い体験の語りの最大の特徴は「病いの始まりから現在までの体験を〈時間の流れ〉に沿って〈その人の言葉〉で語る」こと、「〈事実〉と〈気持ち〉を中心に語る」こと、です。解釈抜きの事実と気持ちを時間の流れに沿って記述することによって、人が仕事や生活の中で、本人あるいは家族として、がんという病気に向き合った経験がひとつづきの物語として語られます。本書では、その方法をできる限り平易な言葉でわかりやすく解説します。

　第1章では「語りの意味」について解説し、第2章では実際の語りの作り方を具体的に説明しています。第3章では学校、医療、企業という3つの場面における語りの活用方法を具体例とともに紹介しています。

　私たちの活動と研究によって明らかになったのは、語りが感情の動きを伴う深い学びをもたらしている、ということです。学校の授業では、生徒たちが、物語に心を動かす中で、病いや困難に向き合う姿勢、命・生き方や周囲の人の重要性、がんという病気の理解を深めていました。医療者向けの研修会では、受講者ががん体験者の語りに感情移入し、語りを通して自らの臨床実践を内省するとともに、「病い体験」への理解を深めていました。

　語りがこのような深い学びをもたらすためには、「語りの技法」が重要であると私たちは考えています。この方法は難しいものではなく、学べば誰もができるものですが、根底にある考え方を理解することがとても大切になります。

　本書で、語る方法、伝える方法を一緒に学んでいきましょう。

目 次

第4章　養成・派遣の窓口とお金の話　77

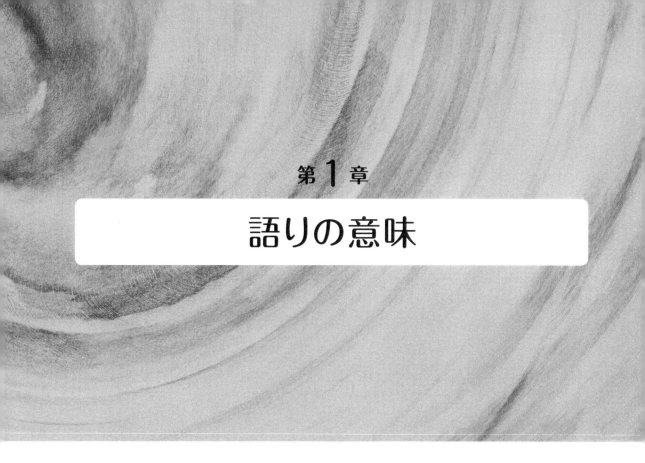

第1章

語りの意味

語りとは

　私たちが「語り」という言葉をどのような意味で使っているか、最初に説明したいと思います。基盤となっているのは「ナラティブ（narrative）」という概念です。

　ナラティブ（narrative）は日本語では「物語」「語り」「物語ること」などと訳され、さまざまな学問分野で研究されてきました。学問分野や研究者の興味関心によって定義は異なりますが、いちばんの特徴は「出来事を時間の流れに沿って述べること、またそのような形で述べられたもの」であるということです。

　私たちがナラティブに注目した背景には、「病いの語り（illness narratives）」に関する研究や実践の蓄積があります。病いの語りは、病気に関する体験についてのナラティブです。ここで大切なのは、「病い」という言葉です。「病い」は、病気に直面した人が症状や患うことをどう受け止め、ともに生きているのかという体験のことを指し、病気の医学的な側面である「疾患」とは異なる概念です。

『病いの語り』という本を書いた精神科医でハーバード大学教授のアーサー・クラインマン博士は、病いの語りが「どのように人生の問題が作り出され、制御され、意味のあるものにされてゆくのか」「どのように自分の身体を認識し監視し、身体症状にラベルを貼り分類し、訴えをわれわれが生活している状況の特別な文脈の中で解釈するようになるのか」を教える、と述べています。つまり、病いの語りは、人が病気に向き合わざるを得なくなった時にどんな困難に直面するのか、自分の身体に起きたことをどのように理解するのか、困難にどのように対処するのか、病気を自分の人生の中でどう意味づけるのか、といったことを教えてくれるというのです。

　「病いの語り」の重要性に気づいた専門家たちは、患者の語りを治療やケアに活用する方法を開発しました。臨床の現場以外でも病気について「語ること」「聞くこと」の重要性が認識されるようになり、「語る人」「聞く人」の関係性や、語りが与える影響に目が向けられるようになりました。

　このような学術研究を背景に、世界各国で患者の語りを研究や教育、啓発などに活用する動きも広がりました。例えば、英国ではオックスフォード大学の研究グループが開発した患者の語りのデータベースを健康教育や道徳教育、専門家教育や大学教育に活用しており、さまざまな教育効果が確認されています。英国を手本に日本でも非営利活動法人が病い体験者をインタビューした映像や音声、インタビューを活字化したデータを提供し、医学や看護学、薬学、社会学、社会福祉学などの教育、看護師や薬剤師の研修などに取り入れられています。

　以上のような「語り」「病いの語り」に関する研究や学術的な活動を参考に、私たちは「がん」という病い体験の語りの方法論を開発しました。

1-2　がん体験の語りが必要とされる背景

　さまざまな病いがある中で、「がん」という病いについて語ることにはどのような社会的な意味があるのでしょうか。

　がんは日本人の死因の第1位です。生涯のうちに2人に1人ががんに罹患します。一方で、治療技術の向上などにより、がんと診断されてからも長期間生

存する人が増えています。

　がんと診断された人、治療中の人、治療を終えて経過観察をしている人を含め、がんという病気を体験した人のことを最近では「がんサバイバー」と呼ぶようになっています。がんサバイバーには、病院で治療を受けている人もいれば、自宅で過ごしながら治療を継続している人、経過観察をしながら社会に復帰している人、仕事を続けながら治療をしている人もおり、暮らし方はさまざまです。

　国の「がん対策基本法」は、がんとともにある人々の多様な暮らしを前提として、医療体制を充実させるとともに、がんという病気やがんを患うことに対する人々の理解を深め、患者が尊厳を持って安心して暮らすことができる社会の構築を目指しています。そのための具体的な計画として国が「がん対策推進基本計画」、地方自治体が「がん対策推進計画」を作り、定期的に計画を見直しながら対策を推進しています。

　法律や計画には「ナラティブ」「語り」という言葉は出てきませんが、各地で実施されている対策や施策には、講話や体験談という形で語りが活用されています。例えば、学校でのがん教育、医療従事者の緩和ケア研修、企業における就労支援、がん検診の啓発などです。

　がん教育については、がん体験者を外部講師として活用する動きが進んでいます。がん対策基本法第23条「国及び地方公共団体は、国民が、がんに関する知識及びがん患者に関する理解を深めることができるよう、学校教育及び社会教育におけるがんに関する教育の推進のために必要な施策を講ずるものとする」にもとづき、学校でのがん教育が始まったからです。試行錯誤しながらではありますが、がん体験者が外部講師として招かれ、授業でがんという病いの体験について学校で話をする機会が少しずつ増えています。

　医療従事者の緩和ケア研修会は、がん対策推進基本計画（第3期）の「がん診療に携わる全ての医療従事者が、精神心理的・社会的苦痛にも対応できるよう、基本的な緩和ケアを実施できる体制を構築する」ための施策として、各地のがん診療連携拠点病院などで開催されています。緩和ケア研修会のプログラムには「がん体験者やケア提供者等からの講演」という項目があり、がん体験者が依頼を受けて話をする事例が見られます。

　企業の就労支援では、働きながらがん治療をした経験がある人がシンポジウムやセミナーに招かれて自分の体験を紹介したり、ピアサポートの中で体験を語る事例が見られます。

　以上のことからわかるのは、がん体験の語りが、国や自治体が取り組むがん

対策の政策的要請に応えて活用されていること、今後さらに活用が進む可能性がある、ということです。

私たちの「語り」の特徴

　私たちの語りは、自ら体験を文字として綴り、その原稿を読むことによって生み出されます。その点で、医療の現場で治療的効果を期待して活用されている問いかけへの応答や、対話の中で生まれる語りとは異なります。自分で書くという点では書籍やブログなどの形で公表されている「闘病記」の語りと、人前で話すという点では戦争や震災の体験者による語り部活動の語りと共通していますが、語りの方法が異なります。

　私たちの体験の語りには2つの特徴があります。

　1つは、「事実」と「気持ち」を中心に時系列で展開されること、もう1つは、他者との共同作業の中で生み出されること、です。サポートスタッフと本人とが関わり合いながら、病いの始まりから現在までの体験を時間の流れに沿って語っていきます。

◉事実と気持ち

　病い体験の語りは、単なる「体験談」でも「闘病の経緯」でもなく、「回想」とも違います。ひとりの人間が、生活や仕事の中で病いと向き合った体験を、時間の流れに沿って表現した「物語」です。私たちの開発したがん体験の語りは、がんという病気による生活の変化、治療体験、自分の行動や決断、周囲とのコミュニケーションなどを、何が起きたのかという「事実」と、どう感じたのかという「気持ち」の2つの柱で表現していきます。

　「事実」の柱には、病い体験をする前の生活や状況、病い体験の始まり（自覚症状や診断）、治療の内容と経過、自分の生活・身体や心に起きたこと、自分がした行動や決断、自分以外の人々との関わり、現在の生活や状況が含まれます。その時に起きたことや聞いたこと、したことを、解釈や意見を入れずに表現します。「気持ち」の柱には、病気や治療に関するさまざまな体験の中で湧き上

がってきた感情、自分以外の人々との関わりの中で感じた気持ち、忘れられない情景やイメージとその時の気持ちなどが含まれます。ここで表現されるのは、例えば、悲しみ、不安、つらさ、ショック、怒り、絶望、困惑、さびしさ、痛み、不信、焦燥などのマイナスの気持ちや、安堵、喜び、楽しみ、感謝、幸せ、満足などのプラスの気持ちです。物語は病い体験をする前の生活や状況から始まり、現在の生活や状況で終わり、その間の体験が時間とともに展開していきます。

　「事実」と「気持ち」は、語りという織物の縦糸と横糸です。縦糸、横糸のどちらが欠けても織物にならないように、事実と気持ちのどちらが欠けても私たちの病い体験の語りは成り立たないのです。

◉サポートスタッフとの共同作業

　語りの生成には、病い体験や文章作成、口頭発表に関する知識や経験のある大学教員や元新聞記者が「サポートスタッフ」として関わります。サポートスタッフの中にはがんという病いを体験した人もいます。サポートスタッフは、対話を通じて、適切な用語の選択や言葉遣いはもちろん、本人がその時点で語ろうとする病いの体験が事実と気持ちで構成されているか、言葉や時間の流れが理解しやすいものになっているかを検討していきます。

　サポートスタッフの存在はとても重要です。なぜなら、サポートスタッフは語りの最初の「聞き手」だからです。彼らが最初に行うのは「読むこと」、つまり読者としての関わりです。語りを興味を持って読み、読者として（時にはがんという病いを体験した者として）共感したり、驚いたり、感心したりします。最初の読者として、語りを敬意を持って受け取り、そこにある声を聞き取ります。

　その上で、文章作成の素養のある者として、理解しやすさ、物語としての形式という点から質問を投げかけ、表現方法を提案します。まだ声や言葉になっていない経験を聞き取り、声や言葉として表現する手伝いをしていきます。

　サポートの目的は「体験の語りの作成を支援することにより、気持ちの整理や新たな一歩を踏み出すきっかけにすること、人に伝わる語りをともに作ることを通じて語りの作者をエンパワメントすること」です。サポートはコミュニケーションを取りながら行います。特に重視しているのは以下のような点です。

▶最初の読者として、体験の語りの内容に言葉で共感を示す。

▶ 語り(物語性、事実と気持ち、その人ならではの言葉やエピソード、時間の流れ)に注目する。

▶ 導入部(病い体験以前の生活)と終結部(現在の生活)が書かれているか確認する。

▶ 聞き手の立場に立って、時系列や出来事の順序、抽象性や具体性を整理する。

▶ 文章は自分で修正することを基本とし、場合によっては了承を得た上でサポートスタッフが提案する。

　私たちの語りはこのような共同作業によって生み出されます。作業を一緒に行うことによって、体験を深め、新たな発見をし、充実した時間を持つことができるよう支援していきます。このような相互作用を通じて、ひとつづきの物語が完成していくのです。

●「患者」ではなく「人」としての語り

　この方法を使って、これまで延べ200人以上のがん体験者の語りに関わってきました。その経験と、語る者・聞く者に対する調査や分析、語りに関する各種の文献から言えるのは、がんという病い体験の語りは、語る者、聞く者の双方に大きな学びや変容をもたらす貴重な機会であるということです。語る者は、気持ちの整理、経験への意味づけ、自己の再発見、これからの生き方を考えることができます。聞く者は、「身をもって」体験した人を通して病い体験を知り、「命」や「生きること」という人間の実存について感じたり学んだりすることができます。

　私たちの語りは、病院にいる「患者」ではなく、社会や文化の中で生きる「人」としての病い体験の語りです。仕事や学校に行く、家事をする、家族と過ごす、趣味を楽しむ、ボランティアをする、友人と交流する、ご飯を食べる、眠る──。病いは、このような「日常」にある日突然やってきます。病いの経験は単なる治療の経験ではなく、このような日常が揺さぶられる経験です。そこにあるのは、出来事であり、対処や選択、決断であり、周囲の人々とのやりとりであり、初めて経験する身体感覚であり、湧いてくるイメージや感情です。

　これらを時系列に沿って、体験した事実と気持ちの2つの柱で語っていきます。したがって、時間の流れのない箇条書きの語りや、事実のみあるいは気持ちのみの語りはありません。また、自分が体験していないことについては語りません。しかし、自分の体験した事実と気持ちを時系列に語るという原則を守れば、あと

は自由です。

　体験者は、次のような体験を語ります。診断を受けた時の気持ち、病院や治療法の選択、職場や家庭でのコミュニケーションや役割の調整。入院や治療がもたらした身体や心の変化、医師や看護師の説明、彼らに対して自分が伝えたこと。自分のものの見方の変化や周囲の人に対する思い。病気や周囲の人との関係の中で感じる不安や恐れ、痛みやつらさ、絶望や悲しみなどの気持ち、喜びや安堵、安らぎや感謝、納得や満足などの気持ちも語られます。

　このようながん体験の語りを人はどのように聞くのでしょうか。学校の授業や医療従事者の研修で私たちの語りを聞いた人たちに調査をしたところ、興味深い結果が得られました。語りが聞く人の理性と感情の両方に影響を及ぼしていたのです。詳しくは第2章以降で説明しますが、聞き手は語りを聞きながら、自分の経験と比較・省察をしたり、共感したり、驚きを感じたり、感銘を受けていました。そして、このように自分に引き寄せて考えることや感情を移入して聞くことが、病気や病い体験の現実についての理解や、意識の変容につながっていました。

　小説などの物語の理解に関する研究では、イメージ化や共感・感情移入が満足感や洞察・意識の変化をもたらすというモデルが提唱されていますが、私たちの語りの聞き手も同じような心理的プロセスを経験しているのではないかと考えています。

　ここまで私たちが開発した体験の語りの特徴について説明しました。次章では、実際にがん体験の語りの作り方について一緒に学んでいきましょう。

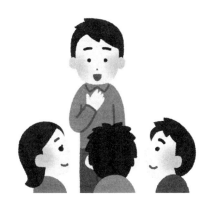

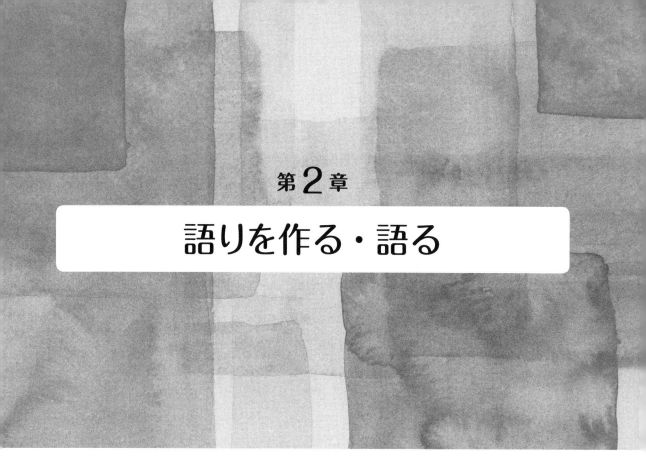

第2章

語りを作る・語る

キャンサポの「がんの語り手養成講座」は、がん体験者、治療中の人だけではなく、患者の家族の方も対象としています。「基礎編」「応用編」「発展編」に分かれ、基礎編でまず語りの土台を作り、応用編で磨きをかけます。応用編まで受講すると、希望者はキャンサポの「語り手」として登録する仕組みです。発展編は派遣先を想定した、より実践的な内容になります。

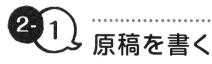

原稿を書く

　自身のがん体験や、家族の闘病を見守り支えた経験を語るには、まずは台本となる原稿が必要です。「基礎編」では、語りの原稿をひと通り完成させることを目標にしています。と言っても、上手な文章を書くための講座ではありません。書くことで自身の体験を振り返ることができ、なおかつ人に伝わるわかりやすい文

章であれば十分です。

　原稿の文字数はおおよそ3,500字、声に出して読み上げて15分程度の長さになる分量が目安です。400字詰め原稿用紙で9枚弱。「長い文章を書くのは小学校の作文以来」という人にとっては、ちょっと負担に感じる長さです。中には「文章どころか、最近は自分の名前ぐらいしか書いたことがない」という人さえいます。逆に、ブログやSNSなどで書き慣れている人もいますが、そんな人でも「耳で聞いて通じる文章」には不慣れです。

　でも大丈夫。どんなに「書くのが苦手」な方も、1日の講座の中で原稿は完成します。どんなふうに完成させていくのか、実際の講座の流れに沿って紹介します。

　基礎編は午前10時開講、午後5時閉講で、スケジュールは次の通りです。

スケジュール
10：00 開講……オリエンテーションや自己紹介、執筆方法など説明
10：30…………年表作成と執筆開始、サポートスタッフによる助言
（適宜、小休憩や昼食休憩）
15：30…………語りの発表と講評
17：00 閉講

講座風景

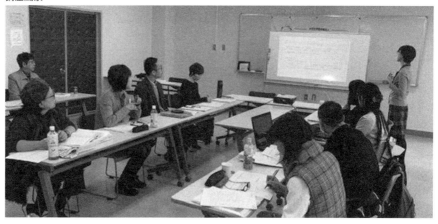

◉まずは「年表」

10:00

　会場に集まった受講者のみなさんはちょっぴり緊張気味です。そもそも、書くことに高いハードルを感じている人や、「よくあるタイプのがんで、軽症だった私が語ってもいいものか?」と遠慮がちな人もいます。

　最初のオリエンテーションでは「病いを語ること」の意義をお話しします。がんの種類や症状の軽重を問わず、一人ひとりの体験がとても貴重なものであること、文章にまとめることが自身にとって有意義な体験になることなどを説明しています。

　そして「上手に書く必要はない」ということも繰り返し伝えます。私たちは体験を語る上で「事実」と「気持ち」を時系列で淡々と綴ってもらうことを重視しています。「昔むかし、あるところに……」で始まる昔話のように、出来事を順番に。ドラマチックな展開や、凝った表現はいりません。「起きたことと、その時の気持ちを素直に書いてください」とお願いしています。

　それでもなお「どう書き始めてよいかわからない」という人もいます。書き進めやすいよう「年表」を使うという方法を考えました。年表の内容は「年(西暦や元号)」「年齢」「出来事」「その時の気持ちや印象に残った言葉、シーン」です。次のような感じです。巻末にも年表の原本を載せていますので、使ってみてください。

　こんなふうに、病いの発端から現在までの「事実」の部分と、その時々の「気持ち」の部分に分かれています。年表に従って順番に書き移せば「時系列の文章」が出来上がります。例に挙げた年表に従って書き始めてみましょう。

　「2012年の秋、夫が親の事業を引き継ぎました。私も長年勤めていた会社を辞めて、夫を手伝うことにしました。慣れない経理・事務の仕事にてんてこ舞いしながら年が明け、2月に入ったころのことです。右の乳房に違和感を覚えました。

　その少し前に知人が乳がんになった話を聞いたばかりで少し不安になりました。しかし慣れぬ仕事に加え、一人娘は高校3年生になる直前。そろそろ大学受験について、親子で真剣に考えなければいけない時期でした。そんな日常のこまごました心配事に紛れて、ついつい検査を後回しにしてしまいました。

西 暦	年 齢	出来事	気持ち・言葉・シーン
		夫が家業(小さな建築会社)を継ぎ、私も長年勤めた会社を退職してお手伝い。初めての事務・経理を必死に覚えていた。	
2013	43	2月ごろから右乳房に違和感。知人が乳がんになった話を聞いたばかりで、少し気になった。	新しい仕事にまだまだてんてこ舞いで、娘も高3になるため進学問題も本格化。健康診断は毎回異常がなかったため検査を後回しにしてしまっていた。
		8月中旬、人間ドックで再検査になり、乳がんの診断。	「まさか自分が」とショックだった。家族に何と言おう。これからどうなるのか、不安しかなかった。病院を出ると、いつもの街の風景があまりにもいつも通りで悔しいような腹立たしいような気持ち。
		8月末入院、9月5日手術。入院前は仕事の調整や家事依頼(母や義母)に忙殺された。	ジェットコースターのような日々。手術の日はようやくこの日が来た、とホッとした。当初のショックは忘れて「あとは切るだけ」とサバサバしていた。
	44	9月11日は私の誕生日。家族の見舞いは都合がつかず、お祝いメールがきた。	こんな寂しい誕生日は初めて。仕方ないと割り切っていたのに、仲良くなった看護師さんに「おめでとう」と言われ、ふいに涙が出た。がんと診断されてから、初めて泣いた。
2017	48	10月15日に今度は甲状腺の手術のため入院。手術後は経過もよく、年末にはようやく仕事に本格復帰した。	当たり前だが、ものすごい既視感。前回より期間は短く、何もかも楽だった。しかし無我夢中だった前回に比べ、気持ちは暗かった。医師に笑顔で「手術は成功」と言われても心はあまり晴れなかった。いつまで家族や従業員に迷惑をかけることになるのだろう……
2018	49	9月11日。誕生日は会社で、多くの人に祝ってもらった。	病室で一人で迎えた誕生日から5年。娘は親元を離れ、夫婦二人で穏やかに暮らしている。

西暦でも年齢でも自分が覚えているものをまずは書きましょう

発端…がんの診断を受けたことから書き始める人が多いですが、それまでの日常が分かる部分は必要です

最後は現在の生活について語る

毎年の健康診断ではいつもまったく異常がなかったので『私に限って』という変な自信もありました」

　年表が詳しければ詳しいほど、原稿もスラスラと書けます。この本の巻末に、年表と合わせて原稿用紙も載せています。直接書き込むこともできますが、コピーして使っていただければ、何度でも書き直すことができます。ご活用ください。

　オリエンテーション後の自己紹介では、多くの人が受講の動機を「自分の体験を整理したかった」と語ります。がんという病いの一連の体験では、感情も環境も大きく動きます。その大波をくぐり抜けたあと「話したいことであふれているのに、何から話してよいかわからない」と言う人もいます。まずはそんな自身の状態を見つめ直したい。その上で自分の体験を語ることが誰かの役に立てばうれしい、ということのようです。当時の「事実」だけでなく「気持ち」を思い出すためにも、限られた時間の中で効率的に原稿をまとめるためにも、「年表」はとても有効な手段だと思います。

◉「カルテ」はいらない

10:30

　それぞれの年表に集中。この段階からサポートスタッフが介入して、小声でボソボソと受講者と相談します。その日の参加人数にもよりますが、ほぼマンツーマンです。特に注意しているのは、なるべく「気持ち」部分を細かく書いてもらうことです。年表の左側の「出来事」はどんどん埋められるのに、「気持ち」が書けない人が意外と多いです。

　年表は、そのまま書き起こしていけば原稿になる便利さがある一方、「事実」部分のみを拾ってしまえば単なる報告書、カルテのようになってしまいます。例えば次のような文章です。

「私は4年1月に違和感を覚え、8日に受診。10日には大腸がんでステージⅢの診断。その2日後には入院し、17日に手術。3カ月後に退院して、6カ月の自宅療養生活に入り治療が始まり……」

語ってみました ①

　私は2度の乳がんを経験しました。がんになっても、今、私がこうして元気に生かされていること、そこには何か意味があり、何か役目があるのではないか、何かできることがあるのではないか、といつも考えていたところ、この語り手講座に辿りつきました。

　実際に講座を受講し、自分の体験を整理することで、病気になった時、家族や友人、職場など周りの人たちに、どれだけたくさん支えられ、元気づけられたか、ということに改めて気づき、感謝の気持ちでいっぱいになりました。また、ほかの方の語りを聞き、同じがんでも、症状、体験は一つとして同じではなく、経過の中でのつらさや、苦しみなどもたくさんあり、人が生きることの「強さ」のようなものを感じました。

　今後は、この体験を語ることで、がんという病気を理解してもらうとともに、がんになっても、社会に戻り、暮らし続けられる、強く生きている、という標本として、誰かのチカラになれるような語りができるようになりたいです。

（横田文恵）

私たちがしつこく「時系列で！」というものですから、日付にこだわるあまり、気持ちがスッポリ抜けています。こんな「報告」を延々と聞かされても共感のしようがありませんね。

　例えば、がんとわかった時。

「頭が真っ白になるとはこういうことかと思った」
「意外と冷静で入院までの仕事の段取りを考えていた」
「覚悟はしていたがショックで涙が止まらなかった」
「どうして私が？　という思いでいっぱいだった」
「息子の入学式を見られないのか、と悔しくてたまらなかった」

　などなど、さまざまな感情があったはずです。私たちスタッフは、「出来事」中心になりがちな年表を見ながら、当時の「気持ち」をたずねます。また、ストレートな「感情」そのものだけでなく、記憶に残る言葉や音、風景といった「シーン」についても問いかけていきます。

「お医者さんはどんな話し方で告げましたか？」
「診断は一人で聞いた？　家族もいた？」
「お子さんにはいつ、なんと伝えました？」
「家族の反応はどうでしたか？」
「同僚はお見舞いの時、どんな言葉を？」
「退院して家に帰って、最初にしたことは？」

　などなど、かなり踏み込んだ質問もします。問われて思い出した「シーン」は、本人にとっては「こんなつまらないこと、書いていいのかな？」と迷うようなものかもしれません。しかしそんな事柄にも、深い感情が隠れていることがあります。当時の状況と気持ちをより鮮明に物語るこうした「シーン」の描写が原稿を生き生きと彩り、自分だけのオリジナルな「語り」になります。

　例えば、

「医師に『もう治療法はない』と言われて、絶望的な気持ちでタクシーで帰宅

した」

　という文章と、

　「帰宅する途中、タクシーの窓から見える若葉が萌える風景に『ああ、これが見納めかな』と思った」

　では、どちらが感情を生き生きと伝えているでしょうか？　もう少し、ほかの例を見てみましょう。

　「夫は週1回、3歳の息子を連れて面会に来てくれました。私は無菌室にいるのでガラス越しでしか会えないのですが、その面会が何より楽しみでした」

　「サンダルがキュッキュッと鳴る音が聞こえてきます。3歳の息子だとすぐわかりました。無菌室のガラス越しの対面ですが、うれしくてうれしくて。それ以来、面会日のサンダルの音を何より心待ちにしていました」

　「抗がん剤の副作用は絶え間ない吐き気を伴い、本当に苦しいものでした。思い出すのも嫌な治療でした」

　「抗がん剤治療はつらく、点滴の赤い薬剤を見るだけで吐き気がしました。退院してからも『赤いもの』は見るのも嫌で、バッグや服など目につく赤いものを処分しました」

このように、うれしい、苦しいといった感情は音や色や匂いを伴っていることが多いものです。「印象的なシーンや言葉」を書き出してみると、それにつれて感情も生々しくよみがえってくるようです。こうした具体的なシーンは聞き手の想像力や共感も膨らませてくれます。

11:00

配布した原稿用紙や、自分で持ち込んだノートパソコンを使って、早い人はもう原稿を書き始めています。しばらく静かな時間が続きます。もともと申し込み受け付け時に下書き持参をお願いしているため、当日作った年表とすり合わせて手直し程度で済む人もいます。

◉時の流れに身をまかせないで

私たちは、きちんと整った文章より、拙くても飾らない率直な文章の方が、聞く人の印象に残ると思っています。このひな型に落とし込めば完成！　という便利な「お手本」もなければ、王道の模範文例も想定していません。あくまで、一人ひとりの体験をありのままに。それが何よりです。

しかし、「耳で聞いてわかりやすい文章」にするためには、最低限のルールがあります。文章作法上の注意点を少し見ていきましょう。

12:00

作業の進み具合を見て、三々五々、昼食休憩です。お弁当持参の人や会場近くのコンビニに行く人などさまざま。会場で原稿をにらみながらの人、気分を変えて休憩スペースに移動する人、と、思い思いに過ごしていただきます。合間を縫って、サポートスタッフが文章の助言、添削を始めます。

目で読む文章は、わかりにくければ繰り返し読むことができます。小説を読んでいる時に「これ誰だっけ？」と思ったら、前に戻って確認することもできます。語られる文章はそうはいきません。耳で聞いて、すんなり理解できることが大事です。

聞き手を混乱させる要素その1は、「時間の流れ」です。例えば、がんの診断から入院、手術……と、ある程度、物語が進んだ段階で

「実は12年前に叔父が同じ手術を受けており、一昨年に亡くなりました。当時は知らなかったのですが、去年、父に聞いた話では祖父の兄も25年前に……」

　などと、思いつくままに時間が行ったり来たりする人がいます。12年前→一昨年→当時とくると、「当時って12年前？　一昨年？　どっち？」と、聞いている方はかなり混乱します。時系列は基本的には過去から現在へ向かう一本道をキープし、すんなりと歩いていきたいものです。

　一本道ではあっても、正確さにこだわるあまり「日付」という石ころだらけの道になってしまう人もいます。

「○年2月に受診、15日に診断がついて、2月17日に入院、23日に手術を受けました。3月6日には退院できる予定でしたが、その後合併症などで入院期間が延び、退院できたのは4月28日でした」

　などと日付を列挙されても、実際の「時間の経過」がイメージできません。折に触れ、時間の流れを実感できる言葉を挟んでみましょう。

「今からちょうど10年前の○年2月15日にがんと診断され、わずか2日後には入院でした。心の準備もできないまま慌ただしく入院した日は、大変な大雪だったことを覚えています。……こうして4月下旬に退院できました。大雪の日に入院したので、病院の外へ踏み出す足元がボア付きの冬靴のままで、少し恥ずかしかったです」

　いかがでしょう。ところどころ重複を恐れず強調、補強したり、季節感を挟むことで「急転直下の入院と、長い入院生活」がイメージしやすくなったのではないでしょうか。時間の経過を直線的な時系列で管理しつつ、「聞いてわかりやすく」するにはちょっとした工夫がいります。

●人間関係のもつれ

　わかりにくい要素その2は人間関係です。「はは」と言っても「実母」なのか「義

母」なのか。「お父さん」とは実父のことなのか、子どもから見た自分のことなのか……。特に会話文になると、人間関係がこんがらがってしまいます。親しい間柄の人に面と向かって話していれば難なく通じる文章でも、不特定多数の人に話す時は注意が必要です。

　「当時の家族構成は私と夫、中学1年生の長男と小学5年生の長女です。私もフルタイムで働いていたので、子どもたちのことは近くに住むばあちゃんがよく見てくれました。子どもたちもばあちゃんを慕い、特に娘は母親よりも義母と過ごす時間の方が多いくらいでした。私が休日の日でもしょっちゅう『お母さん、ちょっとばあちゃんち行ってくるね』と出かけていました。義父の方は数年前に肺がんで亡くなっていて……」

　子どものいる家庭では、子ども視点で語りがちです。自分のことを「ママ」と呼び、夫のことを「お父さん」と呼ぶなどの現象です。例文では「私」が「ばあちゃん」と言っていますが、これは子どもにとっての祖母でしょうか。だとしたら妻の母でしょうか、夫の母でしょうか。この高齢化社会、あるいは実際に夫婦どちらかの祖母？　まさか赤の他人の近所のおばあちゃん？　……と、悩みます。少し後で出てくる「娘は母親よりも義母と過ごす時間の方が……」の部分でやっと「夫の母」と判明します。

　最初に「近くに住む夫の母」などと人間関係を明確にしないと、あふれ出る疑問で聞き手は話に集中できません。

　また、目で読むなら「義母」「義父」で一目瞭然ですが、朗読すると言いにくく聞き取りにくいという難点があります。最初は「夫の母」、2回目以降は「義母」でもいいかと思います。しかし最後に突然出てきた「義父」に至っては、耳で聞いていると一瞬「どうしてここで岐阜の話が？」となりかねません。「子どもたちから見ておじいちゃんにあたる人は」「夫の父は」など、丁寧な説明が必要です。目で読むと回りくどくて感心しない文章ですが、耳で聞いてわかりやすいことの方が大事です。

●同音異義語

　目で読むなら「岐阜の義父が遊びにきた」で何の問題もありません。耳で聞くと「義父の義父？　⇒夫の父の義父？　⇒それってつまり義母の父？」と、一

瞬ですが混乱します。それはもう、意識にものぼらないようなごく一瞬の混乱でしょう。しかし無意識の混乱が度重なると聞き手は「もやもや」します。もう少し、このご家族の話を耳で聞いてみましょう。

「当時は別海に住んでいました。入院中は実家の母が手伝いに来てくれることになりましたが、私の実家はしべつで……」

「北海道民あるある」ですが、この「しべつ」は「標津」なのか「士別」なのか。標津からと士別からでは、別海までの移動距離が大きく異なります。お母さんの苦労も大違いでしょう。しかし道民には「根室標津」「さむらい士別」などと、わかりやすく語るテクニックがあります。聞いていて「？」となりそうな語句は避けて言い換えるか、軽く注釈がほしいですね。例えば、「別海から車で5時間以上かかる士別で」といった具合です。

●固有名詞は慎重に

これまで挙げた「聞いてわかる」文章にするための約束ごととは別に、「固有名詞」も注意が必要です。がん体験を語ろうとすると、病院や医師が必ず登場します。語り手にとって病院や医師がどんな存在なのかは重要ですが、その固有名詞はなるべく使わないよう、お話ししています。実際のがん体験者が語る内容だけに、例えば「○○医師は大変親切」「△△病院で誤診された」といった内容があると、聞き手に予断や先入観を与えかねません。人名は避け、病院も総合病院、がん診療連携拠点病院、クリニックなどの表記にしています。都市部なのか地方なのかや、どのような経緯でその病院を受診したのかについては、重要な場合があるので適宜表記しています。

●「解釈」は難しい

「がんの語り」は、ひとりの人間の物語です。物語というものは、時間を追って次々と事件が起こります。そこに解説や解釈はありません。昔話では何の説明もなく、上流から大きな桃がどんぶらこと流れてくるものです。
しかし原稿を書いていると、ついつい「現時点から見た解釈」をはさんでしまいがちです。この「解釈」については説明がなかなか難しいので、例文を見て

みましょう。

「私の病気と入院について小学5年生の息子に告げた時、息子は口をぎゅっと結び、今まで見たこともない厳しい顔をして黙っていました。<u>私が入院したら、毎日のご飯の支度やスポーツ少年団の送り迎えはどうなるのか。私の病気についてはもちろん心配だったでしょうが、子どもなりに日々のこまごまとしたことまで思いめぐらせ、言葉が出なかったのでしょう</u>」

　上の文章の下線部分はすべて「解釈」です。例えば、その時「息子」がひと言でも「お母さん、少年団はしばらく休んでも大丈夫だよ」などと話していれば別ですが、実際には厳しい顔で黙り込んでいただけです。物語としてはその黙り込んだ描写だけで十分です。
　もう少し例を挙げます。

　「今にして思えばこの時、私の先生への信頼は失われたのだと思います」
　「当時は必死で何も考えていませんでしたが、この病状で旅に出たのは無謀でした」
　「その後転院した病院と比べると、この時の担当看護師さんは優しい人でした」

　いずれも、現在から過去を振り返っての解釈であり判断であり評価です。私たちが目指す物語としての「語り」は、あくまで「事実」と「気持ち」を「時系列で」というもの。現在の視点から「解釈」を加える必要はありません。
　とはいえ、普通の回想録であれば、こうした「解釈」はごく当たり前です。当時を振り返ってあれこれ推論を述べ解説を加えるのは、あまりにも見慣れた表現です。それだけに、よく注意していないとサポートスタッフもつい見落としがちな点ではあります。

●気持ちを引き出す

　サポートスタッフにとって、作文技術よりも重要で、しかも難しいのは「気持ちを引き出す」ことです。「引き出す」などというと何やら偉そうですが、「その人がいちばん語りたいことは何か、一緒に考える」という感覚です。

13:30

　昼食も終わり、執筆再開です。時々筆を止めて考え込んでしまう人もいます。サポートスタッフも忙しくなります。書きかけの原稿を見ながら対話を重ね、書きたいことを整理する手伝いをします。

　ある医療関係の方の最初の原稿は、医療用語満載で事実経過に重点が置かれ、体験記というよりカルテのようでした。「もっと気持ちの表現を」と言われてもピンとこないようです。スタッフと話すうち、重要なターニングポイントを思い出してくれました。

　「がんの診断を受けた時に、医師に『あなたは医療関係者だから』と言われました。その時から、自分は医療関係者として病気を受け止めるべきなのだ、普通の患者さんのようにショックを受けてはいけないのだと思いこんでしまいました」

　その事実（医師から言われた言葉）と気持ちをありのままに原稿に盛り込んでからは、いちばんつらかったことや家族の様子や気持ちをどんどん語れるようになりました。原稿も最初は「医療関係者として、聴衆を啓蒙するものでなくては」という意欲があったようですが、「素直に思いを綴っていいんだ」と気づいてからは、とても実感のこもった、臨場感のあるものになりました。

　「カルテのような原稿」は、どうも男性に多いようです。仕事の業務報告などの癖が出てしまうのでしょうか。日付や医療機関名、薬剤名、医師の説明などはやたら正確なのに、どうにも「気持ち」が見えてこない人がいます。

　宣告された「余命」を大きく超えて元気に過ごしていたある男性も、淡々と事実のみを羅列していました。スタッフとの雑談の中で

　「治療前に、大事にしていた高級時計のコレクションを売り払った。そのお金で生まれ故郷の島に行き、海を見てきました」

　と、少し照れながら話してくれました。ご本人は「治療には関係ないから原稿に書くまでもない」と判断されたようですが、当時の諦念や覚悟がよく伝わるエピソードです。さっそく、原稿用紙に書き込んでもらいました。

出産後半年で入院したある女性は、感染防止のため病室のガラス越しにわが子と面会した時に「悲しくなった」と書いていました。その「悲しみ」について詳しく聞くと、こう話してくれました。

「私はこの子を産むだけの役割で、育てる役割はなかったんだなと思いました」

　当事者でなければ表現できない切なさです。是非ともその気持ちを書いてください、とお願いしました。

　職場復帰を果たしてほっとしたという女性に、もう少し話を聞いてみると

「夢にまで見た職場の風景。懐かしい事務机とスチール製の椅子の感触。復職した実感と喜びが込み上げてきた」

　などと話してくれました。

　長期の入院を余儀なくされた男性は、初めは「つらかった。早く自宅に帰りたかった」と繰り返すだけでした。しかし、よくよく聞いてみると

「自宅の庭で読書することが趣味で、その生活に早く戻りたかった」
「病気のせいで職場で降格したことが何よりもつらかった」

　などなど、具体的に「何がつらいのか」「戻って何をしたかったのか」を語ってくれました。

　このように、サポートスタッフの役割は単なる添削ではありません。本人があまり重視していないようなエピソードも聞き出し、そこに隠された「気持ち」を思い出してもらい、生き生きとした「物語」になるよう、お手伝いしているつもりです。
　この時、注意するのは過度な誘導や決めつけをしないこと。サポートスタッフにもそれぞれ文章や構成の好みなどはありますが、くれぐれも「型にはめる」ことだけはしないよう気をつけています。

◉みんなで作る

　語りを作るのは、語り手とサポートスタッフだけではありません。講座冒頭の自己紹介や、最後の語りの発表を通して、他者のがん体験を聞くことも、自分の「語り」を作り上げる参考になります。

15:30

　みなさん、原稿をほぼ書き上げました。講座の最後には、出来上がった語りの発表があります。一人ひとり前に出て、緊張しながら原稿を読み上げます。その後、スタッフやほかの受講者が質問したり感想を述べたりします。これもまた「語り」の作成の一環です。

　他人の語りを聞いて「私と同じ気持ちの人がここにもいる」という共感。「忘れていたけれど、私もそういう気持ちだった」という発見。そうした体験を経て、いったん完成した原稿がさらに変化していきます。私たちが目指す「病いの語り」とは、このように「みんなで作る」ものなのです。

17:00

　長いようで短かった「基礎編」の一日も終了です。みなさんに講座の修了証をお渡しし、記念撮影します。受講した方たちにとって、どんな一日だったのでしょうか。閉講時に提出してもらったアンケートから少し紹介します。

「がんに対する自分の気持ちを整理できた」
「この機会がないと体験をまとめられないまま何年も過ぎてしまっただろう」
「文字にすることであらためて当時を思い出し、涙してしまった」
「当時の感情を思い出し涙も出たが、終わって心がスッキリした」
「同じ乳がんでも違う症状や体験を聞けてとてもよかった」
「いろいろな人の体験を聞くことができ本当によかった」

　基礎編はこれで終わりですが、それぞれの「語り」はこれで終わりではありません。この日書いた原稿は、あくまで「下書き」「種」です。最後の発表で聞いた他者の体験や、帰宅後に思い出した事柄などを新たな糧にし、よりよいものに育てていってほしいと思っています。

語ってみました ②

　2020年11月に、大学の看護学科の学生を対象に、食道がんの体験を語った。2019年秋に参加したがんの語り手養成講座応用編と発展編で学んだことを実践できたと感じた。

　応用編では、初めてパワーポイントで写真と文字を使用して語り、医療者向けの語りだと評価され、発展編では、さらに医療者を意識した原稿作りを学んだ。その後、自宅階段から落下し、頬骨を骨折、手術した際に、医師が私のがん体験に興味を示してくれ、もしかしたら自分の語りが医療者にも役立つのかもしれないと考えた。

　語りの作成では、サポートスタッフからのアドバイスで、新たなエピソードとして、仕事上の降格経験の苦悩について書き入れた。それまでは、本質的なことではないと、省略して書いていなかった。語った後、降格についても学生から反応があったことは印象的だった。語りが、独りよがりにならないことが重要である一方、複数の目で作り上げていくことも重要であると、強く感じた。

　今回の語り体験は、自分の語りが、同じがん患者に勇気を与えられるだけでなく、医療者にとっても意味あるものになりうることに気づいたうれしい出来事だった。

（Y.M.）

語りを磨く

　基礎編で語りの原稿が出来上がりました。後日開かれる「応用編」では、語りに合わせて見せるための画像を考えます。そして発声や語り方の作法などを学びます。「応用編」で語りを磨く方法を紹介します。

◉スライドの作成

　実際に「語り手」として派遣されると、会場ではスライドで写真などを見せながらの進行になります。それを踏まえ、応用編では紙芝居のような「ストーリーボード」を作ってもらいます。基礎編で書いた原稿の内容に沿って、写真やイラスト、短い言葉などを用意します。巻末にストーリーボードの下書き用の原本を載せました。これを使って原稿のどの部分で何を見せるか、構想を練ってもらいます。それをもとにパワーポイントなどを使ってスライド用の資料を作ります。

　次ページにストーリーボードの下書きの一例を載せます。右側には、対応する原稿の部分を抜き書きしておきます。

　日常生活や闘病中の様子が伝わりやすいのは、やはり写真です。発病前の趣味を楽しむ場面、病院のベッドでの点滴中の姿、退院後の旅行のスナップなど、暮らしや表情の変化がよくわかります。しかし病床での写真を残している人はそう多くありません。特に抗がん剤の副作用で髪が抜けた姿など、鏡で見るのも嫌だった人もいるでしょう。

　ところが中には、さまざまなウイッグを付けて楽しんでしまう人もいます。基礎編同様、サポートスタッフとの対話の中で「そういえば私、ウイッグをとっかえひっかえして遊んでいた写真がありますよ」などという話が出てくるものです。

　写真がなければ印象に残った言葉や強調したい数字、イラストなどでもよいでしょう。スタッフと話し合いながら、何がふさわしいか考えていきます。何を見せるか考える中で、忘れていた記憶がよみがえり、語りが磨かれることもあります。

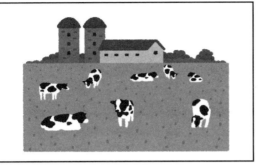

「みなさんと同じ小学校高学年のころは、道東の牧場の多い町に住んでいました」

※「がん」とは直接関係のない、故郷の風景や子ども時代の写真を取り入れてもよいでしょう。

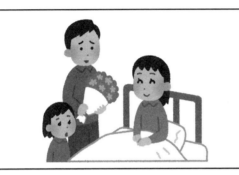

「夫は多忙な中でも週に1、2回は娘を連れて見舞いに来てくれました」

※入院や通院中の様子がわかる写真はありませんか?

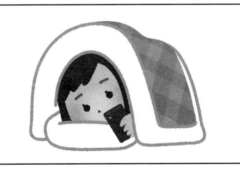

「不安で眠れず毎晩、布団の中で気になる症状を検索しまくりました」

※写真がなければ自分でイラストを描いてしまう人も。今は著作権フリーの素材も多数あります。

あくせい きょうまくちゅう ひ しゅ
悪性胸膜中皮腫

「告げられたのは『悪性胸膜中皮腫』という、聞き慣れない病名でした」

※強調したい日付や数字、専門用語、印象に残った言葉などを「文字」で見せる方法も。

その結果、写真中心の構成になる人もいれば、言葉だけで構成する人、手描きのイラストを使う人もいます。ある人は、入院直前に家族のために作った詳細な「家事・育児引継ぎノート」そのものを見せることにしました。決まったパターンはないだけに、難しくもあり楽しくもある作業です。

◉発声練習

応用編では、もうひとつ楽しい授業が待っています。フリーアナウンサーによる発声練習です。座りっぱなしの1日の中で、体を動かす貴重な機会。のどや首、肩回りの筋肉を緩めるストレッチや、お腹から声を出す呼吸法、滑舌をよくする早口言葉と、体も心もほぐれます。みんなで「きゃりーぱみゅぱみゅ　みぱみゅぱみゅ」と口をもつれさせ、笑顔がこぼれるひとときです。

また、大勢の人の前で語る時の視線の使い方、原稿用紙を置く位置のテクニックなどとても参考になります。

指導の仕上げに、みなさんが語りを読み上げている姿を動画に撮ります。それを再生し、プロの目から講評してもらいます。よい点、改善した方がいい点など、わかりやすく卒直な指摘がとても好評です。

原稿を推敲し、スライド用の画像を準備し、発声練習をこなして「応用編」は終わりです。

◉動画やオンライン

私たちの「語り」は会場に出向いて対面で語り、聞き手からの質問を受ける双方向性を重視しています。しかし2020年から続く新型コロナウイルスの流行で、対面での語りがなかなか難しくなりました（2021年4月現在）。

今後は動画やオンラインによる語りの検討も必要だと考えています。過去には「動画を提供してほしい」という要請もあり、苦慮しながら試みたこともあります。オンラインで語り、チャットなどで質問を受ける形式もやってみました。対面で語る場合とは違って、話し方、スライド画像の見せ方、通信環境など、課題はたくさんあります。試行錯誤を重ねながら、よりよい語りを目指していきたいと思います。

基礎編、応用編を終えると「発展編」を受講する人もいます。発展編では実

際に学校や企業、医療現場などに派遣された時、それぞれの場所でどんな点に注意すべきかを学びます。こうして語りを磨いたあと、いよいよ「現場」に出向きます。

　次章からは、実践を踏まえ、派遣先による語りの特徴やポイントをご紹介しましょう。

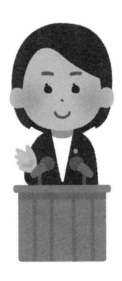

語ってみました ③

　7年前、夫ががんになり、私はキャンサーサポート北海道の活動を知りました。

　活動の一環であるがん患者による「語り」を聞いた時は、語り手の、がんに向き合う姿勢と生き方に感銘を受け、生きる勇気をいただきました。その経験から、私もがん患者の家族としての思いを伝えたいと考え、「がんの語り手養成講座」に参加しました。

　講座では、家族としてがんと向き合った体験の中で、特に印象的な「出来事とその時の気持ち」を時系列でまとめ、文章にします。すると、体験が整理されて客観的に捉えられるようになり、気持ちも整理されて軽くなっていきました。心理学、コミュニケーション学、看護学の専門家から学ぶ楽しさも味わいました。

　実際に「語り」の機会をいただくと、スタッフの方々のお力を借りて修正を重ね、原稿を作成しました。準備する間、より伝わりやすい「語り」を目指し、チームで作り上げていく楽しさ、喜びを感じました。

　いよいよ本番では、聞き手の方々が真剣に耳を傾け、私の体験を好意的に受け止めて、理解しようと努力してくださいました。聞き手と、時を共有し共感し合う一体感は、私にとって新鮮な驚きでした。そして、「語り」をやり遂げた達成感。微力ながらお役に立てたという充足感。マイナスに思えた体験がプラスに変わった時の肯定感。「語り」は立場を超えて前に進む力をもたらす、と確信できる、素晴らしい経験でした。関わってくださった全ての方々に、感謝の気持ちで一杯です。ありがとうございました。

（前川純子）

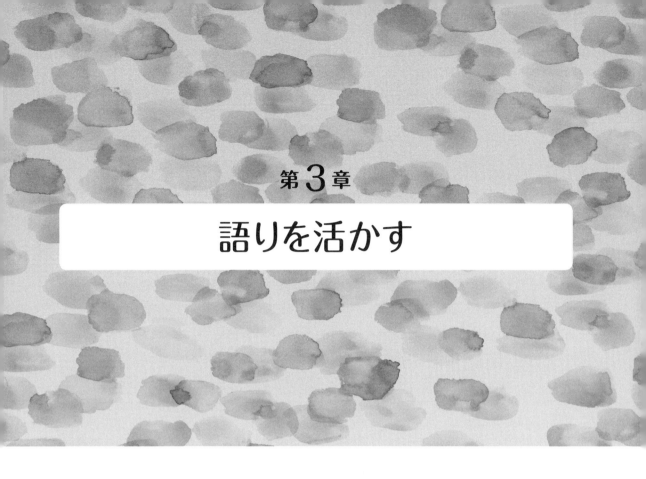

第3章
語りを活かす

3-1 学校教育に活かす

新学習指導要領の実施に伴い、2020年度から順次、学校でのがん教育が本格的に実施されるようになりました。外部講師を積極的に派遣することも推奨されています。外部講師として医師や看護師は「保健」の授業で、がんという病気の基礎的な知識を求められることが多いのに対し、がん体験者やその家族は「道徳」「特別活動」などの授業で、体験の語りを求められます。

私たちが学校教育の場で実践してきた語りをもとに、語りの特徴、気をつけたい点、派遣までの流れと留意点を紹介します。

◉わかりやすく、一文は短く

小学生・中学生が語りを聞く場合について考えてみましょう。がんの基礎知

識は中学・高校の「保健」で学びますが、小学生はそこまではいきません。教科書の必須学習内容を超えた「発展的ページ」に簡単に触れられている程度です。

　高校生以上は大人と同じ語りで大丈夫ですが、小中学生対象の場合は、特に難しい表現を避け、わかりやすい言葉を選びましょう。がんについてどれくらい知っているか、どんなイメージを持っているかを、事前にアンケートで調べてもらえる場合もあります。それらも参考に、今まで作成してきた大人向けの語りを子ども向けに手直ししましょう。といっても極端に変える必要はありません。小学5年生から中学2年生くらいまでは、少しの手直しで十分理解できます。

　ただ、一文が長いと理解できなくなるので、できる限り、短い文で区切ります。
　言葉はわかりやすく言い換えましょう。私たちが実際に使った言葉は次のようなものです。

▶抗がん剤　→　がん細胞をやっつける薬、がんを攻撃する薬
▶放射線治療　→　放射線という目に見えない強い力でがん細胞をやっつける治療
▶乳がん　→　おっぱいのがん（小学5・6年生なら「乳がん」はそのままでも）
▶右乳房摘出手術　→　右のおっぱいを取り除く手術、右の胸を取り除く手術
▶抗がん剤は副作用がある　→　がん細胞をやっつける薬だが、健康な細胞も攻撃してしまうので、髪の毛根が一時的になくなり、毛が抜けてしまったり、吐き気があったりする
▶余命2年　→　残りの命は2年
▶5年生存率20%　→　5年後に生きていられる確率は20%

　比喩を使うこともあります。「始めは砂粒くらいにしか感じなかったのに、大豆粒くらいにしこりははっきりとわかりました」など。

　語りの途中に「○○について聞いたことがありますか？」など質問を投げかけて考えてもらうことも試みました。抗がん剤の説明などに用いるとわかりやすくなります。また、冒頭「みなさん、私を見て病気の人に見えますか」と呼びかけた語り手もいました。

語りを聞く小中学生と同年代の娘や息子がいる語り手が、自分の娘や息子に
がんをどう伝えたか、そのとき娘や息子はどう感じたかなどを盛り込み、共感を
得る工夫をしたこともあります。

　事前に担当教諭に聞いてもらい、こうした表現が伝わるのか、確認しました。
よく相談した方がよいでしょう。

◉語りを助けるスライド

　語りを助けるのがスライドです。写真、イラストのほか、印象的な言葉(ワンフレ
ーズ)をそのまま文字にしたものなどを作成します。例えば、「がんはハンデじゃな
い」「残りの命は2年」「どうして、私だけ?」という具合です。

　気をつけたいのは、企業のプレゼンテーションなどにありがちな「スライドを説
明する講演」にならないようにすることです。写真に細かい説明を文字で付ける
必要はありません。ひと目でわかるシンプルなスライドにします。例えば、入院中、
同僚から贈られた寄せ書きの写真、病室から眺めた風景の写真、職場復帰し
た時の写真、現在の家族との笑顔の写真などを使っています。

　主役はあくまで語り手の語り。小中学生には、語り手を見つめて聞いてもらい
たいので、そばに置いたTV画面やスクリーンに写したスライドはちらっと見てもら
う程度で十分です。スライドは主役になる必要はありませんが、語りを助ける「名
わき役」だと位置づけます。15分の語りだとすれば、スライドは10枚程度でしょう
か。小学校の場合はイラストのスライドなどを増やす場合もあります。

　私たちは、聞く小中学生と同じ年代のころの語り手自身の写真を見てもらって
から語り始めることにしています。野球をしていたりピアノをひいていたり、同じ
年代のころを示し、導入をやわらかくしようという試みです。手術や抗がん剤治
療などについては、リアルな写真は使わず、無料のイラスト集などから選んで使
用しています。脱毛などの副作用の写真は適宜使いました。

◉「怖がらせて終わり」はNG

　小中学生は、がん体験者の話を直に聞くのは初めて、という場合が大半です。語り手は緊張しますが、聞く小中学生も緊張します。

　語り手はなるべくリラックスして、一言一言はっきり、ゆっくり語ることを心がけて何回も練習します。

　語り手が、がんを克服したり、がんとともに生活している普通の人で、そうした人々とともに生き生きと暮らせる社会にしたいと思ってもらいたいと、私たちは考えています。授業後の感想文が「怖い病気だとよくわかった。かからないように気をつけたい」で終わってしまうのは、残念ですし、もったいないですね。

　語りは原稿をしっかり読み、語るのがベストですが、時々顔を上げて、聞き手の子どもたちの顔を見るように心がけます。うなずいて聞いている子がいたら、微笑んであげられたらいいですね。その余裕がなければ、目を見つめるだけでもOKです。

　手を使って（例えば胸をおさえて）気持ちを表現したり、指で数を示して「抗がん剤治療は全部で4回」などと語ることもします。

　「うれしかった」「がんはハンデじゃないと思った」などと言って気持ちを示したり、前向きな言葉を述べる時は、特に力強く明るく語るようにしました。

　授業中、固まったまま聞いている子を見かけたこともありました。固まって聞いていた子が、最後は明るく受け止めている様子になるように、語りたいと思っています。

◉まず、先生にわかってもらおう

　こうした学校での語りを生かした授業を成功させるカギのひとつは「授業の前にまず、担当の先生にわかってもらうこと」です。単なる体験談ではなく、事実と気持ちに基づき、サポートスタッフも加わって作成した語りなのだということを知った上で、授業構成・指導案を考えてもらいたいと思っています。語り手養成講座の見学や授業の実施動画を見るなどしてもらったこともありました。

担当教諭が十分理解した上での授業はすばらしいものです。教職員対象に自治体が実施する「がん教育研修会」のようなところで、直接、語りを聞くプログラムを設定してもらったこともあります。

北海道以外の都府県では、語り手が授業をまるごと引き受けている例もあります。でも、私たちは授業の主体はあくまで教師で、そこに語りを取り入れてもらうという方式をとっています。そのこともあり「先生にまず、わかってもらうこと」が何よりも大切と考えています。

●事前打ち合わせにこそ時間をかけよう

派遣の流れを説明します。学校からの要請を受けて、派遣者を決めます。語りを聞く小中学生となるべく年代が近い10代〜20代にがんになった人、親や祖父母に近い年代の人など考慮することもありますが、基本的にはどんな方でも学校での語りは可能です。

語り手を決めたら、すぐにサポートスタッフが加わって、対象の小中学生に合わせた語りのブラッシュアップを始めます。言葉やスライドの吟味、語りの練習を何度も繰り返します。45分か50分の授業で、15分程度の語りをすることが多いので、ゆっくり語ってちょうどよい3,500字前後の原稿とスライドを完成させます。

一方で、教師とサポートスタッフとの話し合いをスタートさせます。担当教師に理解してもらうには時間が必要です。授業をどう進めるかに関する事前打ち合わせになるべく多くの時間をかけました。授業をするのは担当教師です。内容が盛りだくさんで、肝心の語りを生かしきれないプランだと感じた時は、率直に意見を述べ、相談しました。

学校の授業は指導要領に沿って行われます。学習目標はさまざまですが、普通に暮らしていた人が、がんという病気にかかったことでどんな体験をしてどう感じたのか、事実と気持ちに沿った語りを聞くだけで、小中学生はさまざまな学びをすると実感しています。

語りが完成したら、語り手本人とサポートスタッフが、担当教師に会い、語りを聞いてもらい、スライドの説明をします。ここで、担当教師は授業のイメージ固めができるはずです。

語ってみました ④

　私は2017年に乳がんと診断され、それまで積み重ねてきた生活が一変しました。副作用や精神的な不安などにより、治療が落ち着いても、なかなか元の生活に戻れずに思い悩んでいる時に、「がんの語り手養成講座」を知り、何かのきっかけになればと受講しました。講座では、事実とその時の気持ちを書き起こすだけで精いっぱい。しかし、まとめた原稿を発表し終えた時、とても清々しい感覚を覚えました。「がん」の治療はあまり話さない方がよいと何となく思っていたのですが、自分の体験や経験が誰かの役に立つのかもしれないという気持ちが芽生えました。

　その後、小学校で、語りの機会を与えていただきました。語りの準備を進めるにあたり、キャンサーサポート北海道のみなさまと何度もやり取りを繰り返しながら原稿を作り上げていきました。語りは一人で作り上げるのではなく、チームで作り上げるというスタイルを実感することができました。そして、実際に小学生の子どもたちの気持ちや感想をもらうことで、つらかった経験に対して励ましてもらっているように感じました。

　誰かの役に立てば、と思って始めた語り手でしたが、実際に語りをしてみて「自分が自分を振り返って、前に進む」ためのものであるのだと、わかりました。これからも、自分自身が強く生きてゆけるように、語りを続けていきたいと思います。

（内藤郁子）

私たちは、派遣要請から実際の授業までは3カ月以上かけました。担当教師、語り手、サポートスタッフがお互いに納得し、十分準備できる期間をとるのが望ましいと思います。

◉教訓はいらない

語りにメッセージや教訓を求められることがあります。「道徳」の授業では特に強調されがちですが、私たちは事実と気持ちを語ることで伝わるものを大切にしていることを理解してもらうまで話し合うことを心がけています。

例えば、学習指導案で当初「集団と社会との関わり」「家族の幸せのために」を求める狙いだったのが、最終的には「生命の尊さ」に絞ることになった例があります。主題は「がん経験者の話を聞き、身近な人ががんになるというのはどういうことかを通して、命の意味や大切さについての理解を深め、生命を尊重しようとする心情を育てる」で、語りを生かしたシンプルな授業になりました。

私たちは、教訓やメッセージを唱えたり訴えたりする必要はないと考えています。

◉質問や感想文は宝物

語りを活かした授業に参加した小中学生には、なるべく質問してもらい、感想文を書いてもらっています。質問や感想文は「宝物」です。

質問に答える中で、自分の気持ちにあらためて気づく語り手も少なくありません。私たちの想像をはるかに超えて、聞き手の小中学生は多くを学びます。語り手やサポートスタッフが感想文に感動することも多く、語る側も学び、元気をもらうのです。そこに語りを通した双方向の学びがあります。

札幌市内の中学校で2年生を対象にがんの語り手が語った道徳の授業後の感想文の一部は次の通りです。

▶がんと宣告されたら、自分ならテンションがひどく下がって立ち直れないと思っていたが、そこからどう考えるかが大切だとわかった。
▶がんにいつでもなりうるということが、あらためて実感できた。自分がなったら、学校に行くという日常がすぐ壊れてしまうから、この何気ない日々を大切に生きたい。
▶がんから立ち直っていく上で、家族や友人の支えが大きかったことを聞いて、

自分も家族や友人を大切にしていきたいと思った。この先、がんサバイバーと出会うことがあれば、自分にできることは何かを考えていきたい。
▶ 今日聞いた話を、今後自分ががんになった時とか、周りの人がなった時に活かしていきたい。

　この時の語り手は20代の女性。短大に進学して間もない18歳で、悪性胸膜中皮腫と診断され、手術・抗がん剤治療を体験。「体力がない」「長い間休んだので友だちが少ない」と悩む時期もありましたが、家族や周囲の励まし、がんサロンでの出会いを通じて、「ない」から「ある」という考え方に転換し、がんについて語ることで前向きに生きている様子を語りました。

　私たちは、がんの語りを聞いた生徒の学びの内容を明らかにするために、感想文を分析しました（2019年6月、第24回日本緩和医療学会にて、木村恵美子・大島寿美子）。「物語に心動かす」「自分と照らし学ぶ」「病い・困難を乗り越える姿勢」「命・生き方と人の存在」「がんの理解と意識の変容」の5つのカテゴリが抽出されました。各カテゴリは、下図にあるような意味を持っていました。

カテゴリ	意味	感想文の一部
物語に心動かす	物語の価値を評価するとともに、語り手のつらさに共感し、語る姿に感謝する。	今後、もし自分がなった時とか、周りの人がなった時に活かしていきたいです。
自分と照らし学ぶ	自分にあてはめ、自分にできない姿に感銘し、困難に向き合う姿勢に学ぶ。	
病い・困難を乗り越える姿勢	がんに向き合う姿勢や困難を乗り越える姿勢に感銘し、大切だと感じる。	がんになっても自分の夢をあきらめないで、周りの人に支えられていると思えば、頑張ってやっていけるんだなと思った。
命・生き方と人の存在	生きる支えとしての周囲の人々を評価し、命の大切さや今後の生き方を考える。	学校に行くという普段の日常が、すぐに壊れてしまうから、この何気ない日々を大切に生きていきたい。
がんの理解と意識の変容	がんと疾病を理解し、予防と対策を学ぶことでがんに対する意識が変容する。	

語りを聞いた生徒は、がんやその後の体験を困難として受け止め、その困難とともに生きてきた体験者の話を自分に照らして感情移入しながら聞いていました。同時に、物語に心を動かす中で、病いや困難に向き合う姿勢、命・生き方や周囲の人の存在の重要性を感じ取るとともに、疾患としてがんの理解も深めていたことがわかりました。

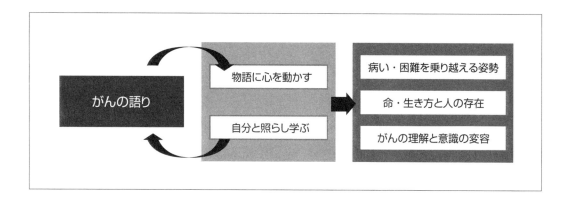

　これまでの実践および研究から、がんの語りを活用した授業は、生徒にとってがんに関する知識の獲得や理解以上の深い学びになると私たちは考えています。

　同じ語り手が札幌市内の小学5年生に語った時の感想文の一部は次の通りです。

▶命について考えた。私ならがんと聞いた時、余命2年と言われたら絶望してしまうのに、生きることをあきらめずに、友人や家族にも支えられ生きる希望を持って、その結果「生きた」からすごいと思った。死ぬことに実感は湧かないけれど、きちんと生きることが大切だと思った。
▶がんはつらいものだけど、頑張るという気持ちをくれるものだと思った。
▶軽々しく「死にたい」と言ってはいけないと思った。
▶語り手さんは「ない」じゃなく「ある」を見つけるようにして、がんを乗り越えた。私も「ある」を探してみようと思った。

　小学生にも十分、語りが伝わり、学びを深めていることがわかります。語り手もサポートスタッフも「よかった」と思える瞬間です。

◉乳がん体験者が語った例　小学5年生の道徳授業

　札幌市内の学校で実際に語った例をさらに2つ紹介します。

　まず、小学5年生の道徳の授業。1クラス31人に語りました。

　語り手は親世代の42歳女性。以前から乳房に違和感を感じながら検診を続け、仕事に生きがいを感じていた30代で乳がんと診断されました。手術、抗がん剤、放射線治療を経験。インスタグラムで同じ病い体験者と情報交換し、夫や両親の支えもあり、うつ病も経験しながら、趣味のクライミングを夫婦で再開するなどして、今日を迎えています。

授業風景

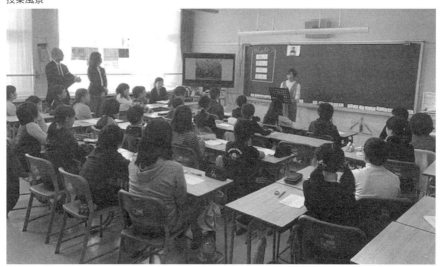

　担当教師は私たちと何度も話し合い、「がんに負けずに生きる（希望と勇気、努力と強い意志）」をテーマに授業をしました。授業前のアンケートで多かったがんに対して負のイメージがどう変化するかが焦点になりました。語り手を支えた力が何かを問いかけ、自らの力と周囲の力の数々が現在の生き方を支えていることに気づかせる授業を展開しました。

　担当の余田峻也教諭の学習指導案は次のようなものでした。

特別の教科 道徳 学習指導案

Ⅰ 主題名

「がんに負けずに生きる(希望と勇気、努力と強い意志)」

Ⅱ 題材構成

時 間	内容項目	主 題	教材文
1	D 生命の尊さ	精いっぱい生きる	最後のコンサート チェロ奏者・徳永兼一郎
2	A 希望と勇気、努力と強い意志	くじけないで	世界最強の車いすテニスプレーヤー 国枝慎吾
3 (本時)	A 希望と勇気、努力と強い意志	がんに負げずに生きる(がん教育) 語り手さんの生き方を通して	

※「A 希望と勇気、努力と強い意志」を重点内容項目として位置付けている。

Ⅲ がん教育とねらいとする道徳的価値との関連について

がん教育の目標である「①がんについて正しく理解することができるようにする、②健康と命の大切さについて主体的に考えることができるようにする」というねらいを達成するため、今回は、道徳の授業として題材を構成した。1時間目は、がんに侵されながらも演奏家として自分の生き方を全うした徳永さんの姿を通して、「精いっぱい生きる」とはどういうことかを考えるようにする。その際、国民の2人に1人が生涯のうちにがんと診断されることや日本人の死因の第1位となっていることなど、がんについての基本的な知識も扱うようにする。2時間目は、病気により車いす生活となった国枝選手の生き方を通して、夢を実現するために高い目標を持ち、それに向かって努力し続ける大切さに気づけるようにする。

本時は、2時間目と同様、本校の重点内容項目に位置付けている【希望と勇気、努力と強い意志】の「より高い目標を立て、希望と勇気を持ち、困難があってもくじけずに努力して物事をやり抜くこと」を主な内容として扱い、困難=「がん(病気)」、物事をやり抜く=「がんに負けずに生きていく」と捉えるようにした。

前時までに学習した徳永さんや国枝選手は、病に侵されながらもそれぞれ特定の分野を極めた人の話であるため、その側面だけを見てしまうと子どもたちにとって遠い存在に感じられるかもしれないが、今回話をしていただくがんの語り手さんは、普通の生活を送られてきた一般の方である。しかしながら、その生き方や考え方には徳永さんや国枝選手と通じるものがある。

がんは日本人にとって最も身近な病気となっており、誰でも起こる病気であることをデータ上では理解できても、5年生の子どもたちにとって「自分ががんになったら」と深く考えるのは難しいと考える。そこで、がんに対して子どもたちが抱く「怖い」、「死んでしまう」などといった断片的な負のイメージを基に学習を展開していく。がんと診断され、がんと向き合いながら、これまで生活してきた語り手さんの話を直接聞くことで、がんに対する偏見を取り除き、自分の生き方へとつなげて考えることができるようにする。また、がんというつらい状況になってもそれを乗り越えようとする語り手さんの気持ちの変化を考える中で、困難があってもくじけずに努力したり、強い気持ちを持って生活しようとしたりする実践意欲と態度を高めたい。

Ⅳ　本時について

（1）本時のねらい

　がんという困難に立ち向かいながら毎日の生活を送る語り手さんの生き方や考え方を通して、困難があってもくじけずに強い気持ちを持って生活しようという意欲を持てるようにする。
（希望と勇気、努力と強い意志）

（2）本時の展開

学習活動	教師の関わり
●既習事項を確認する。 ◦がんは、日本人の死亡原因第1位（3人に1人） ◦日本人の2人に1人はがんと診断される ●がんに対する子どもたちのイメージを表出する。 **負のイメージ** ・怖い ・恐ろしい ・死 ・つらい思いをする　↔　がん患者さんは実際どう思っているのだろう？　CSH ●実際にがんとともに生活している語り手さんの話を聞く。 「やっぱりがんと診断されると悲しくなるよ。」「でも、今は前向きな気持ちが強いみたいだよ。」 **がんと診断された語り手さんの考えを変えた力は何だろう。** ●語り手さんの話を聞き、なぜ今前向きに生きることができているのかについて考え、交流する。 **不安・悩み・悲しみ** 治療や薬に耐え、努力する力。／旦那さんの言葉や協力。／がんに負けない気持ちの強さ。／両親や友達の電話やメールでの励まし。／自分の好きなことをやってみたいという前向きな気持ち。／自分と同じような状況にある人のインスタグラム。　乗り越えて **一日一日を大切に生きよう** **自分の力や周りの人の力によってがんに負けないという強い気持ちをもつことができたんだね。** ●振り返り ◦学習を通して考えたこと、今後どのように困難に向き合って生きていくかについて振り返りカードに記入する。	●「がんという病気のイメージは」という事前のアンケートを基に子どもたちのがんに対する認識を共有していく。 ●「がん患者さんはみんな負の気持ちを持って生きているのか」と問い、本時の課題へとつなげる。 ●語り手さんの生き方や考え方に着目しながら話を聞くことができるようにする。 ●話を聞いての率直な思いや感想を引き出す。 ●語り手さんの考え方の変化に着目させ、ワークシートに自分の考えを書いて整理できるようにする。 ●短時間グループで交流する時間を設定し、新たな考えに気づけるようにする。 ●全体で交流し、板書に整理していくことで多くの要因が語り手さんを支えてきた力になっていることに気づけるようにする。 ●語り手さんの生き方や考え方を基に自分のこれからの生き方を考え、文章で記述できるようにする。 ●がんに関する補足情報（早期発見・早期治療の場合は9割が治る）や、現在の語り手さんの状況を伝え、正しい知識を持てるようにする。

この授業時の5年生の感想文の一部です。

▶ 強い心と周りからの支えがあったからこそ、語り手さんの今があると思った。

▶ がんは思ったよりつらいことがわかった。インスタグラムの仲間、旦那さん、両親など周りの人が勇気をくれて、語り手さんの考え方を変えることができたのはよかったと思った。

▶ がんについて以前より、より知ることができた。もし自分ががんになったら、マイナスのことばかり考えないで前向きでいるようにしたい。

▶ 自分ががんになったら、そう考えると涙が出てくる。でも、語り手さんは目標を持ち、さまざまな支えがあってがんばった。ひとりで抱え込むのではなく、さまざまな人の手をかりて生きていこうと思った。

授業終了時の黒板

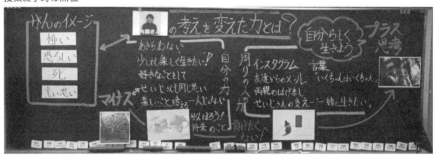

授業後の担当教諭の感想です。

　　今回、がん教育を実施するにあたり、初めは多くの心配や不安があった。これまで学校教育の中でがん教育を行ったことはなく、6年生の保健の授業で少し触れる程度だった。具体的な授業のイメージもわからず、子どもががんについての正しい知識を知り、「これからどんな生き方をしていきたいのかを考える授業にしたい」という漠然としたイメージから授業作りは始まった。そんな中、がん教育に関わる実践研究会の中で、がん経験者さんによる語りを活用した授業が実践されていることを知った。普段の道徳の授業では、教科書の教材文を通して考えることが多いが、実際の語りを

聞くことができるという機会にこれ以上ない生きた題材になると感じた。

　事前に語り手養成講座の中で語りを活用した授業のビデオを見る機会があった。語り手さんの語りの内容はもちろん、間の取り方や抑揚など語り方にも深く感動した。「このような語りを直接聞いたら、きっと子どもたちの心に深く残る」。そう確信した。

　授業作りの際に最も重視したことは、子どもたちにがんの語りを通して何を考えさせるかということだった。道徳の授業では、「生命の尊さ」「相互理解」「家族愛」など内容項目がいくつか定められており、何に重点を置いた授業にするかということに悩んだ。学級の子どもたちの実態を踏まえ、今回は自分自身について見つめる授業にしたいと考え、「希望と勇気、努力と強い意志」に焦点を当てて展開することにした。

　授業当日、子どもたちの語りを聞く姿は真剣そのものだった。私がそれまでに見たことのないくらい真剣な表情・姿で15分間の語りに聞き入っていた。語りの内容が、重苦しい感じではなく、「事実とその時の思いを伝える」という語り手さんの生き方と思いが詰まった内容だったことも子どもたちをひきつけた要因だと思う。まさに人の生き方を通して考えることができた45分になった。授業の中では、子どもたちの本音を引き出すことも大切に関わった。語りの内容や語り手さんの生き方に心を動かされたのは間違いないが、自分と照らし合わせ、自己の生き方と照らし合わせながら考えるという部分までには十分至らなかったように思う。しかし、「がんは怖い」「がん＝死」と多くの子が負のイメージを持っていたが、がんに負けずに努力している人がいるという事実を目の当たりにすることで、子どもたちのイメージや今後の生き方に少なからず影響を与えることができたのではないかと思う。

　今回学習したことを心にとどめ、今後、がん患者さんへの理解と共生を図りながら、困難にあってもくじけずに努力したり強い気持ちを持って生きようとしたりする力に変わることを願っている。

（余田峻也）

●精巣がん体験者が語った例　中学1年生の道徳授業

　　次は中学1年生の道徳授業の例です。1クラス34人が対象。

　　語り手は、39歳で3人の子どもがいる父親。3年前に精巣がんと診断され、手術まではわずか3日、その後の抗がん剤治療と副作用の苦しみを乗り越えて、3カ月後、職場復帰したものの、思うように仕事ができず悩んだことなどを語りました。その間、家族に支えられ、同じ病気の人の話を直接聞いたり、ブログを読んで励まされ、語り手となって思いを伝えようと決意したことも語りました。また、遺伝する確率が高いので、中学2年生の長男に率直に伝え、語り合っていることも明かしました。

　　授業の主題は「いのちを考える〜身近な人ががんになったら〜」。生徒たちは、自分や家族ががんになったら、と考えながら聞いていました。

　　担当の福富淳平教諭の学習指導案です。

特別の教科 道徳 学習指導案

1 主題名

「いのちを考える～身近な人ががんになったら～」

2 題材構成

時 間	内容項目	主題名	教材名
1	D 生命の尊さ	いのちを考える	いのちって何だろう
2 (本時)	D 生命の尊さ	いのちを考える	※語り手さんの活用 いのちって何だろう

3 がん教育と本題材の道徳的価値との関連について

　本校では、「D　生命の尊さ」を重点内容項目として位置付け、本題材を構成している。1時間目は、教科書の教材「いのちってなんだろう」を取り扱い、2時間目の本時にがん経験者である語り手を活用した授業を行うことで、さらに生命の尊さについて考えを深めることをねらいとした。道徳で扱うことについては、単なる知識を得ることや予防の意識、自らの生活習慣を見直すきっかけにするというものではなく、誰にでも起こりえるからこそ、「がんとともに生きる」というキーワードを中心に考えている。1時間目に「いのちって何だろう」という題材を扱う中で、平均寿命と健康寿命について学んだ。現在の日本の平均寿命(R1:2020年7月31日発表)は、男性が81.41歳、女性が87.45歳、健康寿命(H28)は男性が72.14歳、女性が74.79歳となっており、前時のまとめで、寿命がくるまでの約10年間はどういう状態なのかを考えさせ、「病気」「要介護」というワードを引き出した。日本人の2人に1人が一生のうち何らかのがんにかかり、3人に1人が亡くなり、死因の第1位でもある病気である「がん」について学ぶことを伝え、本時につなげた。国立がん研究センターによると、親ががん患者である18歳未満の子どもの総数は約8万7000人に上り、生徒が身近な人ががんになったら、どのようにその現実と向き合い、乗り越えていくか、そして自分自身は何ができるかに焦点をおき、本時の授業とした。文部科学省から出されている「がん教育推進のための教材(H28.4)」から当てはまる内容項目は、「がん患者への理解と共生」とした。NPO法人キャンサーサポート北海道の語り手さんを外部講師として、「もしも身近な人ががんになったら」という問いについて、語り手さんの事例を聞き、自分事として捉えながら考えさせたい。

4 ねらい

　がん経験者の話を聞き、身近な人ががんになるとはどういうことかを考えることを通して、命の意味や大切さについての理解を深め、生命を尊重しようとする心情を育てる。事前アンケートの記述と、当日のワークシートの記述を見比べて、考えが深まったかどうかを見取る。

5 本時の展開

時 間	生徒の学習活動	教師の関わり
導入 7分	●前時「いのち」について思ったことや考えたことを振り返る。 <u>いのちってなんだろう</u> ●アンケート結果から「がん」という病気と、身近な人ががんになったらどう感じるかのイメージをつかむ。 ●2人に1人はがんになるということは、このクラスの何人ががんになるか考える。 ●自分は何人家族か。家族に置き換えると何人ががんになるか。具体的に人数の割合として捉え、課題をつかむ。	●前時学習内容の確認をする。 ●アンケートの結果発表と共有を行う。 　　　　　自分ごとに考える ●今や2人に1人ががんになり、ほぼ全員が「がん」に関わる時代になってきたことを確認する。
	【学習課題】身近な人が、がんになるってどういうことだろうか。	
展開① 15分	・病気をした人はみんな不幸なのか。 ・介護される立場になると、幸せを感じられないか。 語り手さんの紹介　　語り手さんのお話 ●3つの視点を意識して聞く 【3つの視点】①患者さんの気持ちから命を考える 　　　　　　②情報から命を考える 　　　　　　③家族の気持ちから命を考える	多面的・多角的に考える ●話を聞く上で、3つの視点を提示する（国立がん研究センターがん情報サービス「家族ががんになったとき」より）。 ●質問を考えながら話を聞くように指示をする。
展開② 15分	●話を聞き、語り手さんに聞いてみたいことを、その質問が上記の視点①〜③（④はその他）のどれに当たるか確認し、質問カード（提示用色分け）にペン書きする。(3分) ①：桃　②：黄　③：水　④：黄緑 　語り手さんと双方向のやりとり　（12分） ●質問カードを提示し、質疑応答を行う。（①〜④の順番）	深める 【課題解決の手立て①】 ●時間的に全員の質問に答えることができないと予想される。あらかじめ分類をした上で質疑応答を行う。3つの視点の回答を分類ごとに返答することで、生徒の理解や考えを深めさせる。 ●質問者や進行、時間のコントロール。
終末 13分	●まとめの話を聞く。 ●語り手さんの話を聞いた感想を記入・発表する。 （7分） 【課題を解決した姿】 　がん患者の気持ちに触れることができた。自分だけの命ではないので、もし自分ががんになったとしても自分の想いを押し通すだけではいけないかもしれない。 　がんを正しく理解すると自分の命だけではなく、家族の命も大切にできるかもしれない。 　家族の想いを改めて知って、健康診断に行こうと思ったし、家族にも健康診断に行っているか聞いてみようと思った。	成長・変化を実感する 【課題解決の手立て②】 ●3つの視点は、「患者さんとあなたを支える3つのヒント」だったことの説明をし、教師の方で本時のまとめを行う。 ●感想の記述を机間巡視する。 ●本時の評価を行う。

参考　https://ganjoho.jp/data/public/qa_links/brochure/odjrh3000000pusy-att/201.pdf

生徒の感想文の一部です。

▶ 普段の授業では感じられない苦しみや痛みがわかった。これからの人生、命を大切にして生きていこうとあらためて思った。

▶ プラスの言葉を探し、（がん患者の）父に頑張ってほしいという家族の思いが、本当に伝わってきた。身近な人にはずっと健康でいてほしいし、もしがんになったら、決死の覚悟で、その人とともに治療していきたいと思った。

▶ 命は自分だけのものじゃなく、家族や身近な人のものでもあると思った。

▶ 思っていたよりずっと大変なことだと思った。命を投げ出したいほどつらいこともあるかもしれないけど、そこに命があることがすごいことだと思った。

▶ もし母ががんになったら、どう支えていくか、少し理解ができた。自分がなったら、勇気を出してちゃんと向き合いたい。

この授業を担当した教師の感想文です。

　「がんとともに生きる」とはどういうことか、生徒の考えを深める授業をしたいと考えました。誰にでも起こり得る病気だからこそ、身近な人ががんになったら、どのようにその現実と向き合い、乗り越えていくか、そして自分自身は何ができるのかを考える場として、保健ではなく道徳で扱うことにしました。語り手さんは30代で、息子さんは14歳。家族構成が生徒たちにとって身近で、自分事として考えられたようです。生徒たちの質問にも丁寧に答えていただき、有意義な時間になりました。

　私自身、祖父をがんで亡くし、母も乳がんを罹患しました。身近な人ががんになったら、「死」が頭の中をよぎったり、悲しみや不安を少なからず感じると思います。それらを和らげるものは、正しい情報を得ることはもちろんですが、体験者の話を聞く、思っていることを共有できる仲間がいることを実感する機会を得ることが大切なのではないか、と強く感じました。そうしていくうちに、互助の気持ちや乗り越える力、がん患者への理解と共生の気持ちが養われていくのだと思います。

小中高、その先と、保健、道徳だけでなく教科横断的に、継続的に、学んで感じて考えて大人になっていくことが、ある意味、一番のがん予防といえるとも思いました。がんのような病気を患っても、「生きたい」と強く願うことができる心を、生徒たちの中に育んでいけるよう、一教師としてこれからも精進していきたいと思います。

（福富淳平）

◉配慮が必要な子がいる場合

　学校でのがん教育をすすめるにあたって、配慮が必要な子がいると考えられます。家族や身近な人にがん経験者がいたり、がんで亡くなった家族がいる、小児がんの当事者がいる、などの場合です。学校は、事前に保護者に対し、がん教育授業を実施するお知らせを出し、配慮が必要かどうか調査するのが一般的です。それにもとづいて、出席を見合わせたり、語りを聞いていて苦しくなったら退席してもよいことにする場合などもあります。こうした点について学校側から説明がある場合、語り手はよく聞いておきましょう。

◉教室から家庭へ

　語りを取り入れたがん教育授業のあと、私たちが実施した小学生へのアンケートで「授業のあと、おうちの人とがんについて話し合った」と答えた例が少なくありませんでした。語りの授業が、教室から家庭へと広がりを持っていると感じます。

　派遣を依頼した学校と話し合い、公開授業にして保護者に参加してもらうのもよいでしょう。保護者や地域の方々が主催する「家庭教育学級」のような場で、語り手が出向き、学校でのがんの語りの授業内容を紹介するのも一案です。

　教師が家庭に向けて書いている『学級だより』でがんの語り手授業についてお知らせし、生徒たちの感想文の一部を紹介した例もあります。

　がん教育への理解が進み、語りを通じて子どもたちが病いや生きることについて深い学びができることが伝わっていけば、身内にがんで亡くなった人がいる生徒が学校での学びをもとに家庭で話し合った、という例が出てくるかもしれません。がん患者への理解と共生につながりますね。

語ってみました ⑤

　私は2018年1月に初めて「語り手養成講座」に参加しました。その後、病院の医療従事者と看護師を目指す学生に対して、検査から診断、そして手術前後の医療従事者とのやり取りとその時の気持ちについて語りました。

　語りの原稿を考えることを通して自分の体験したことを振り返り、素直な気持ちを再確認することができました。医療従事者からは日常での患者との関わり方を振り返り、再考する機会になったという感想をいただきました。また、学生からは私の語りを聞いたことをきっかけに「がんを患っている学生の家族に、診断された時の気持ちを聞いた」という方もいました。価値観やこれまでの経験、環境などが異なり、患者にもそれぞれ個別性があり、看護師としてどのように患者と関わればよいのかと難しさを感じたのではないかと思います。

　このような聞き手の感想を聞いて、語りの持つ力とその影響の強さを感じました。そして経験を話すということが改めて重要な活動であると感じました。初めて診断されてから時間経過とともに当時の記憶は薄れていきます。そして気持ちも変化していくと思うので、今後はそういった変化も楽しみながら語りたいと思います。

（山崎政彦）

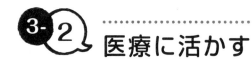

医療に活かす

◉治療やケアに役立つ「がんの語り」

　私たちは、がん体験者の実際に経験した事実や気持ちを医療者が理解することで治療やケアに役立つと考えています。なぜなら医療者は、がん告知をし、治療・ケアを行いますが、患者ががんを告知されてどのように感じたか、治療によってどのようなことを悩んだのか、治療を終了したあと、どのような日常を送っているのかなどを知る機会がとても少ないからです。そのため、がん体験者が、経験した事実とその時々の気持ちの変化を語り、伝えることで、医療者は自身の診療やケアを振り返り、学びを深めることができると考えます。

　医療者は、がん体験者の語りを聞く中で、がんを境に変化した生活や治療による実際の苦痛を想像していきます。それは一人の「患者」ではなく、一人の「生活者」から見たがんと治療の実際を知ることになります。さらに、それまでに出会ったがん患者を思い起こすことがあるかもしれません。私たちの経験では実際に、今までの診療やケアを振り返っている医療者がいました。例えば、語りを聞いた医療者の感想文には、「もっとこうしたらよかったかもしれない」「今度からこういう言葉かけをしよう」など、医療者自身の言動について深く考えを巡らせていたものがありました。

　がん体験者の中には、医療者に対して自分の体験を語るなんておこがましい、恥ずかしいと思われる方がいます。しかし、実際に語った方は、語りを聞いた医療者の反応を目の当たりにして、「私の思いが伝わってうれしい」「私の体験がこんなに役に立つならまた語りたい」という感想を述べていました。この章の最後に医療者からの感想を掲載していますが、その感想からも医療者の方々に体験者の語りは伝わっていることがわかります。多くの方のがん体験を医療者に伝え、一緒にがんについて考えることができたら、よりよい医療やケアにつながっていくのではないか、そんなふうに私たちは考えています。

　さて、ここでの「医療者」は医師や看護師、薬剤師、社会福祉士などの資格

を持っている方々だけではなく、事務職や清掃の方も含め医療の現場で働く幅広い人々を含んでいます。

　また、私たちはがん体験者の語りが、これから医療者をめざす大学や専門学校の学生にも患者が抱える思いを知る貴重な機会になると考えています。実際に看護学生を対象に語りを提供しています。語りの方法論は以下で説明する医療者への語りと同じです。ただし、学生はまだ医療を学んでいる途中なので、医療用語や治療経過についての知識がない場合もあります。学生に語る時には医療者向けよりも一般的な言葉遣いを心がけるとよいでしょう。

●がんで変化した日常・医療者との関係を語ろう

　私たちは、依頼内容や聞き手に応じて語りをまとめています。例えば、医師であれば治療だけでなくがん告知をする、治療法の選択肢を示すなどの役割があり、看護師は患者にとって身近な存在として直接日常生活を援助する役割があります。その役割を理解して語りをまとめていきます。

　医療者を対象にした語りでは、どんな治療を受けたのかだけでなく、がんを境に変化した日常や医療者とのコミュニケーションを特に意識してまとめるようにしています。

　具体的な方法について説明します。まず、語り手とサポートスタッフが年表をもとに、実際の経過（事実）を共有し、語りの流れを考えます。ここで重要なのは、事実に間違いはないか、気持ちは表現されているかなどを確認し、語り手を中心に進めていくことです。以下のように、医療面と生活面の両方が含まれるとよいでしょう。

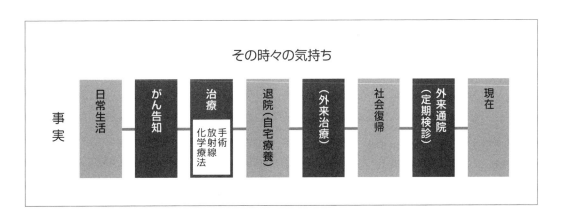

内容の主な柱は以下の通りです。

▶がんと診断される前の生活
▶がんの診断と治療方針の決定
▶がん治療による心身の変化とその対処
▶病気や治療による生活への影響とその対処
▶医療者とのコミュニケーション
▶がん治療後の暮らしと現在

では、上記の柱をもとに、どのように医療者向けの語りをまとめるのか、「佐藤さん 」と「田中さん 」の2つの事例で順番に見ていきましょう。この2つの事例は、実際にあった語りをもとに、要点をわかりやすくするために文章を簡潔にし、内容を変更して作成しました。

[診断前の生活を大切に]

 佐藤さん

　20XX年、30歳になったばかりの私はアパレル関係の会社に転職し、新たな気持ちで仕事をしていました。これからいろいろ勉強して、仕事も私生活も充実させようと思っていました。

　その年の夏、シャワーを浴びている時、左の胸に違和感がありました。テレビで特集をしていた乳がんのことが頭をよぎりました。「まさか私も？　気のせいだよね」。そう思いましたが、念のため乳腺クリニックを受診しました。

 田中さん

　私は、65歳で定年を迎えるまで、建築関係の仕事についていました。力仕事だったので、体力には自信があり、定年後もジョギングや山歩きを楽しんでいました。

　定年から半年後の20XX年10月、みぞおちのあたりに痛みを感じることが多くなりました。胃炎かなと思い、近所の消化器内科のクリニックを受診しました。

　医療者は、がんの診断、治療、ケアに関わります。また、がんによる症状や

つらさの緩和、身体の不調や治療の副作用への対処も大切な役割です。そのため、患者とのコミュニケーションでは、治療やケア、支援のために必要な質問をすることが多くなります。一方、今までの暮らしや大事にしていたことを聞く機会はそれほど多くありません。その結果、がんを患う前の患者の生活について知らなかったり、よくわかっていなかったりする医療者も少なくありません。

　しかし、私たちは一人の生活者としての病い体験を医療者にも伝えたいと考えています。そのため、医療者に対する語りでは、「がんと診断される前の生活」をしっかり語ります。どんな仕事をして、どんな趣味を持って、どんな夢を持っていたのか。家族構成や日常の暮らしはどうだったのか。

　その上で、診断に至る過程について語ります。例えば、体調の変化や健康診断などの体験です。体調に違和感を感じたのはいつだったか、どんな時に気づいたのか。健康診断でどんな結果が出たのか。その時の不安や焦りなど、心の動きも加えていきます。

　がんという病い体験前の日常生活を「大事」だと思わず、がんと診断された時から書き始める方が多いですが、みなさん一人ひとりがどんな人なのか、そして診断前には「患者」ではなく「生活者」としての生活があったことを医療者に知ってもらうことが大切だと私たちは考えています。そのための第一歩としてここは外せません。

[診断・治療方針の決定　その時]

 佐藤さん

　　乳腺クリニックに検査結果を聞きにいきました。診察室に入ると、すぐに先生が検査結果を見せ、「乳がんのステージⅡです。治療が必要です」と言いました。「こんなにあっさりとがん告知をするんだな」。そんなことを考えながらも、「これからどうしよう」と焦る気持ちが湧いてきました。治療方針の説明のあと「どうしますか」と尋ねられましたが、何をどうやって決めたらいいのか全然わかりませんでした。

田中さん

　受診してすぐに胃カメラをすると、ただの胃炎ではないようでした。1週間後、ドキドキしながら生検結果を妻と聞きにいきました。「胃がんです」。驚きとショックで、頭が真っ白になりました。「すぐに入院して治療しましょう」。妻は涙を浮かべながら、「大丈夫ですよね」と医師に言っていました。その横で私は、これから妻と旅行を考えていたのに、そう思うとなんだか怒りが込み上げてきました。

　ここでは、検査をした経過やがん告知、治療方針の決定についてまとめていきます。事例ではがん告知の場面を取り上げてみました。佐藤さんのように、診察室に入った途端に「がんです」とあっさりと告知される方もいるでしょう。または、田中さんのように、妻は横で涙を浮かべているけれど、本人は頭が真っ白になって、これからやろうとしていたことを思い浮かべたという方もいるかもしれません。がん告知の場面一つをとっても十人十色でしょう。

　がんと診断された日、家に帰るまでの道のりを覚えていないと語る方や、夜一人になって自然と涙がこぼれて止まらなかったと語る方もいます。時にはなかなかがんと診断されず、もやもやした気持ちを長く抱えていた方もいました。がんと診断された後は、治療方針の説明があり、治療を決めていきますが、治療する病院選びに悩んだ方もいました。考える時間さえもなく、あっという間に時間が過ぎ、覚えていないということもあるでしょう。

　がんとわかった途端、さまざまなことを決めなければなりません。がんの診断から治療の決定に至る過程で、どのように医療者に告げられ、どのような気持ちになったのか、どのようなことに悩んだのか、など具体的な場面を思い出しながらまとめるといいでしょう。

　ここで場面について、少し加えます。第2章にも記載していますが、私たちはその時々の場面で五感に入ってきた情報、例えば、伝えられた言葉、聞こえた音、見えた景色なども大事にしています。場面や情景を伝えることで聞き手の想像を助け、その状況を頭と心で理解しやすくできると考えるからです。みなさんが体験した場面を思い出して書いてみてください。

[治療による心と身体の変化　医療用語はどんどん使おう]

 佐藤さん

　　さまざまな検査をした結果、私の乳がんはトリプルネガティブだと言われました。そのため、手術の前にAC療法をすることになりました。アドリアマイシンの赤い液体が点滴の管を通って私の体に入っていきました。「もう引き返すことはできないんだ」と思いました。その後は、食事が食べられず、髪も抜け、もう逃げ出したい気持ちでいっぱいでした。でも「頑張らなければ」という思いも湧いてきます。そんな時は、好きな音楽を聞き、時間が過ぎるのをただ待っていました。

 田中さん

　　検査の結果、転移はありませんでした。そのため治療として提案されたのは手術でした。「取ってしまえば大丈夫」と言われましたが、人生で初めての手術。心配でたまりませんでした。X月X日に〇時間をかけ「幽門保存胃切除術」という術式の手術を受けました。目が覚めた時、妻にありがとうと言ったようですが、覚えていません。最初に感じたのは痛みです。動いたり、くしゃみをすると傷のところがとにかく痛いのです。お腹を「く」の字にして横になると少し楽でした。ところが横になっていると、看護師さんが起きて歩くようにと言うのです。痛みを理解してもらえず、つらかったです。

　　ここでは、治療の内容と治療によって心と体がどのように変化し、その変化にどのように対処したかをまとめていきます。特徴的なのは、医療者を対象にした語りの場合、事例のように「トリプルネガティブ」「アドリアマイシン」「幽門保存胃切除術」といった医療用語をそのまま使用できることです。学校での語りと違い、がんのタイプや抗がん剤の薬剤名、手術の術式などの医療用語は、そのまま使ってかまいません。

　　医療者は、治療による影響、例えば抗がん剤の副作用の出現時期や頻度、手術後の合併症や後遺症などについて文献や臨床経験から理解しています。そのため治療経過も事細かに補足したり、説明しなくても理解してもらいやすいです。その一方、治療によって生活がどのように影響されたのか、どんな工夫をして乗り切ったのかなど、主観的な体験について知る機会は少ないと私たち

は考えています。そのため、治療による体の変化や痛み、不調に加え、その時々の気持ちについて語ることを大切にしています。

佐藤さんのように抗がん剤が初めて体に入ってきた時に恐怖を感じた方もいるでしょう。また、田中さんのように手術後の痛みを経験した方もいるかもしれません。治療によって自分に何が起き、どう感じたのかを語りましょう。

そのほか、手術による合併症や後遺症のつらさ、治療後の副作用がないことへの安心感と不安などにも触れていくとよいでしょう。ここでいう苦痛は、痛みだけではなく、苦しい、つらい、不安、不快などの苦悩も含んでいます。その時にどのような気持ちを抱いたのか思い出してみましょう。

なかには、苦痛だけではなく、他者のやさしさに感謝の気持ちを抱いた方もいるかもしれません。それもとても重要な体験です。

最近は、治療を入院ではなく外来ですることが多くなっています。外来での治療は、自宅での自由な時間があります。それでも、治療によって体力は消耗し、病院を往復することへの移動の負担があります。しかし、つらさや不便さを医療者が理解するのは難しい面があります。

苦痛に対し、みなさんはそれぞれのやり方で対処しているのではないでしょうか。例えば、体を温めると痛みが楽になったとか、つらい時でも趣味の話をすると気が紛れてつらいことを忘れられた、などです。このような患者の主観的な体験を大切にしたいと私たちは考えています。

[医療者の言葉・態度に一喜一憂]

 佐藤さん

　抗がん剤で体がだるくて動けないことを医師に伝えると、「抗がん剤なんだから、仕方ないよ。その時には休むしかないよ」と言われました。仕事を再開したいと言うと、「今は無理でしょう。命と仕事、どっちが大事なの」と言われました。「私、命と天秤にかけているんだ」。そう思うと、とても悲しくなりました。

田中さん

　　手術後は順調に回復し、1週間後に退院しました。家に帰ってからも体が
つらいことはありませんでした。しかし、なんだかやる気が起きません。主治
医の先生は「何かやりたいことはないか。したいことをしていいんですよ」と言
ってくれましたが、したいことなんて浮かびません。

　　鬱々としながら、定期的に病院に通っていました。ある日の受診後、椅子
に座っていると、外来の看護師さんが私に声をかけてくれました。それからは
毎回声をかけてくれ、少しほっとした気持ちになりました。

　　患者にとって医療者との関わりは、とても重要になります。医療者の一言が大
きな心理的な影響を及ぼすことも少なくありません。語りでは、医療者の温かい
言葉に励まされた経験や、否定的な対応をされて悲しくなった経験が語られま
す。

　　患者とのコミュニケーションには一貫した方法がなく、医療者は患者一人ひと
りに応じた対応が求められます。そのため、私たちは医療者の言葉で患者が
どのように感じたかを医療者自身が知る機会が大切だと考えています。

　　ここでは、医療者とのコミュニケーション、会話や態度で揺れ動いた気持ちを
まとめていきます。どのような場面でどのような言葉があったのか、どのような態
度や表情だったのかなどに触れていきます。

　　例えば、病室に入ってきた看護師が目も見ずに氷枕を渡してきたら、患者は
悲しい気持ちになるでしょう。しかし医療者にしてみれば、患者のニーズを把握
し、必要な物をきちんと渡した、というだけなのかもしれません。医療者にとって
は些細なことが、患者にとっては重大なことがあります。私たちはこうした「患者
にしか見えない景色」を描くことが医療者にとって貴重な語りになると考えていま
す。

[治療後の暮らし　私が病いを語る理由]

佐藤さん

　　治療がやっと終わりました。でも、体力は落ち、仕事に復帰しても立ち仕

事はまだできません。職場のみんなに迷惑かけたくないと思いながらも、お金のためには仕事は辞められません。「こんなに頑張っているのに、なんでうまくいかないの！」と思い、悲しくなることばかりでした。

 田中さん

退院後は、気分が晴れませんでした。妻が主治医に相談し、連れられて受診した心療内科で、うつ病と診断を受けました。「あ〜、そうなんだ」と、気持ちが楽になりました。最近は少しずつ回復し、先月は妻と念願の旅行に行ってきました。一歩ずつ、そして焦らずに自分の生活を取り戻したいと思っています。

最後は、がんと診断され、治療が終了した後の生活について語ります。治療が終了しても、定期的な受診は続きます。定期受診の日、検査結果を聞く前と後では気持ちが違うと多くの方が言います。がん治療は終わったけれど、日常生活では不便さや苦悩があったり、仕事や学校に影響があったり、家庭内での役割に変化がある方もいるでしょう。事例の佐藤さんのように、仕事復帰しても上手くいかず、気分が落ち込んだり、悲しい気持ちを感じて過ごしている方もいるかもしれません。田中さんのように気分が落ち込んでいたけれど、少しずつ自分の生活を取り戻している方もいます。

そのほか、現在の治療状況や後遺症なども含めてまとめていきますが、ここでは「がんとともにどのように暮らしているのか」が重要になります。前向きに生きている方もいれば、苦悩や苦痛はあるけれど、どうにか対処しながら生活している方もいます。その時々の悲しみやつらさなどのマイナスな感情だけではなく、喜びや感謝などプラスの感情を抱く方もいます。その感情と、感情をもたらした出来事や事実に触れ、語るとよいでしょう。

最後に、今回語ることを決めた理由、「私が病いを語る理由」についてまとめましょう。簡単でかまいません。それが医療者へのメッセージとして伝わります。

今回の事例ではあえて、この部分を記述していません。みなさんの言葉で自由に伝えてください。この語りから聞き手は、語り手ががんによる苦悩や悲嘆の経験を経て、今をどう生きているかを実感することができます。

がん体験を振り返ると、医療者に対し「もっとこうして欲しかった」「こうあるべきだ」といった要望や希望が込み上げてくることがあるかもしれません。その時はその要望や希望を抱くもとになった事実と、その事実に対して「どのような気持ちになったか」をしっかり語りましょう。

　私たちは、時系列に沿って事実と気持ちを語ることで、医療者への要望を述べなくても、伝えたいメッセージは伝わると考えています。それは、がんの語りを聞いた医療者の感想や意見からも実感しています。

◉医療者に語りを届けるまでの準備

　これまでキャンサポでは、看護学生や大学生向けの講義、緩和ケア研修会、医療系の学術集会のシンポジウム、病院主体の市民公開講座の講師派遣を依頼され、語り手を派遣してきました。依頼者は、病院に勤務する医師や医療系大学の教員などさまざまです。

　語り手の派遣を依頼されると、依頼者にキャンサポのがんの語りについて説明し、正式に依頼を受けるかどうか検討してもらいます。

　正式な依頼を受けると、内容や医療者の背景・職種によって、語りの構成を考えていきます。ここで強調しておきたいのは、「語り手の事実を変えることはない」ということです。事実は変えず、あくまでも「語りの構成」を工夫するだけです。具体的には、聞き手を想定しながら語り原稿の中で詳しく説明する部分を検討します。そうすることで聞き手である医療者に届く語りになると私たちは考えています。

　また私たちは、医療者への語りの前に「語りとは何か」について説明し、語りを聞く時の心の準備をお願いしています。目の前にいるがん体験者は、がんという疾患を持った患者ではなく、がんを体験した生活者であることを理解してほしいからです。内容としては、医療者にとってがん体験者の語りを聞くことの意義について、アーサー・クラインマンの『病いの語り』（誠信書房, 1996）を参考に説明します。その上で、語りの中で描かれている場面を想像しながら聞いてもらいたいと伝えています。

　このような準備を経て、実際に医療者に語りを届けてきました。多くの聞き手が

感銘を受けてくれました。また、学会のシンポジウムでも大きな反響がありました。

以下は、看護系学会学術集会で語りを届けた時の大会長の感想です。

　　乳がんの語り手Mさんに初めてお会いしたのは2020年8月27日です。学術集会のシンポジストをお願いして、「がんとともに強く生きて」をテーマにお話をしていただきました。ゆったりと穏やかな表情・声で語られましたが、その内容は、がんと診断された時、手術、手術後の治療、そして現在までの「つらさ」「なみだ」「希望」「家族」に関わり、決して平穏な日々ではなかったことが伝わりました。

　　Mさんのお話はすべて心に残りましたが、その中でも特に印象深かったことがいくつかあります。まず、手術の翌日に医師からステージについて聞いた時、絶望して地面に叩きつけられたような心の"いたみ"が生じたが、当初誰にも相談できなかったことです。医療職の関わりやピアサポートの必要性を改めて感じました。

　　治療の副作用で手足の爪が全て剥がれ落ちて手が使えなくなったときの絶望、嘔気による食欲不振など、病が心身に及ぼす影響についても語られました。今は、その症状の改善とともに歩行器を使用しての外出や、ハーブの栽培を楽しまれているとのことです。画面上で見せていただいたきれいにネイルアートされた爪は、困難があっても日常の中に楽しみを見出す強さと意志があるように感じました。

　　最後に語られたのは、同じ病の体験を持つ人たちと経験を分かち合い共感する場を作りたいと"がんサロン"を立ち上げたことについてです。この思いに至るまでの時間や状況を考えると、簡単に「大変でしたね」「すごいですね」とは言えません。ただ、Mさんの人としての優しさと強さに触れ、私自身これから何をすべきかしっかり考えていきたいと思いました。貴重なお話をしていただき心から感謝します。

城丸瑞恵
日本看護研究学会第46回学術集会会長・札幌医科大学保健医療学部看護学科教授

●医療者の前で語る　緩和ケア研修会で語った例

　次は、緩和ケア研修会に語り手を派遣した例を見ていきましょう。

　緩和ケア研修会とは、がんなどの診療に携わる医療者が、適切な緩和ケアを提供できることを目的にした研修会です。2021年現在、この研修会は、e-learningと対面での集合研修で構成されています。集合研修では「がん体験者やケア提供者等からの講演」または「集合研修の実施主体や実施主体と連携する施設等において取り組まれているがん患者等への支援」を提供することとなっています。私たちのがんの語りは「がん体験者の講演」として依頼を受け、実施しています。

　2021年3月までに、キャンサポの語り手登録者2名を札幌市内の病院主催の緩和ケア研修会に派遣しました。

　一人は、病院に勤務している30代の男性医療者です。医療者として患者のために仕事に取り組み、恋愛をして結婚し、普通の生活を過ごしていました。胃のあたりの違和感や吐血があり、何度も検査をしましたが、胃がんは否定され安心していました。しかし、その後の再検査でスキルス性胃癌と診断されました。手術後に「ステージⅢb」と言われ、とても落ち込みました。さらに、抗がん剤治療の副作用や手術後の後遺症にも悩まされましたが、妻に支えられながら少しずつ克服し、職場に復帰した経験を「医療者である自分ががんになって」というタイトルで語りました。

　もう一人は、50代の女性です。大腸がんの母を看取り、ビストロを一緒に経営していた夫を病気で見送りました。その9カ月後、自身も母と同じ「大腸がんステージⅣ」と告知されました。当初は抗がん剤治療に否定的で厳格な食事療法にのめり込んだこと、同病の人たちが積極的に情報を収集して治療法を選択する姿に学び自分の生活にあった薬を選択したこと、抗がん剤治療を続けながら夫との目標だった開店30周年を迎えた経験を「大腸がんとともに」というタイトルで語りました。

　語りの長さは、13〜15分でした。

以下は緩和ケア研修会に語り手の派遣を依頼した医師・看護師の感想です。

2019年度から「緩和ケア研修会」の講師としてキャンサーサポート北海道のご協力をいただいております。これまで2度講師を派遣していただきました。

語りをどのように受け止めるかは聴き手の受け止めに委ねるという感じで、淡々と事実とその時の心の動きを語っていただいたのがよかったと思いました。スライドに文字はほとんどなく数枚の写真や印象に残るタイトルのみのスライドで、そこも参加者が講師の語りから各々感じることができたのではないかと思います。また、これまでの闘病経過の語りでは、講師（語り手）にとってつらい場面の語りもあったと察しましたが、淡々とした語りを聴き、相当の訓練を積み研修会までの準備をしていただいたのだろうと思いました。

参加者からは「医療者の何気ないひと言が患者さんを傷つけたり、反対に勇気づけることもあるなど、我々の言葉には大きな影響力があるということを感じました」という感想がありました。緩和ケア研修会でのがん体験者の語りは、医療者が今後患者さんと関わっていく中での自らの姿勢を見直すきっかけになれていたように思えます。

（勤医協中央病院緩和ケア担当者）

[アンケート結果に手ごたえ]

私たちは、2019年（1回目）、2020年（2回目）の2回、緩和ケア研修会に参加した医療者に対し、がんの語りのあとにアンケート調査を行いました。

アンケートの内容は、語りに関わる満足度・評価（5件法）、語りで印象に残った場面、感想・意見です。アンケートの協力者は、1回目22名、2回目22名の合計44名で、職種は医師が28名（64%）、看護師9名（20%）、リハビリスタッフ4名（9%）、栄養士3名（7%）でした。

アンケート結果の感想・意見の一部	
参加者	感想・意見
医師	語っていただくことで、実際に自分がなった時にどういう気持ちとなるか、疑似体験することで患者に対する共感や態度に変容が生まれるのではないかと感じました。また、語ることでも語り手の考えが整理されるというのが印象的でした。
	実体験されたお話を聞き、やはり患者の苦しみはとうてい推しはかれるものではないということを改めて実感しました。今後、告知など癌患者の診療にあたってはより先入観を持たずに取り組んでいきたいと思います。
	貴重な機会で、とても考えさせられました。医師として、一人の人間として考えるよい機会になりました。スライドの見せ方がとてもよいと思いました。
	普段の診療でがん患者さんと長く接することがないので、とてもよい経験になりました。診療の場では表出されない気持ちを聞かせてもらえたと思います。
	患者さんがネットでずいぶんいろんなことを調べられる時代である。主治医がよく患者の希望を把握しているなあと感心した。
	短い時間で比較的淡々とした口調でしたが、感情を揺り動かされるような体験でした。
	「自分の体験が役に立つのか……」ということでしたが、本当に貴重なお話をありがとうございました。私も最近父との死別を経験し、その経験を口にすることを避けてしまっている面があり、ここに来るまでにどれほど涙を流したか想像しきれず、最後に笑顔の写真とともに、「がんとともに生きる」という言葉が強く胸に刺さりました。これから診療に役立てていけるよう研鑽を続けます。ありがとうございました。
看護師	実際のがん患者のお話を入院前のことから退院してからのことまでゆっくりと伺うことはあまりなかったので、貴重な経験になりました。
リハビリスタッフ	医療者側からは見えない部分、気づけていない部分があるため、反省点もありました。この話を聞いて改めて相手の立場になって考えようと思いました。貴重な話をありがとうございました。

全体的な満足度では、37名（84％）の医療者が「とても満足」と評価しました。

以下が、満足度と評価のグラフです。

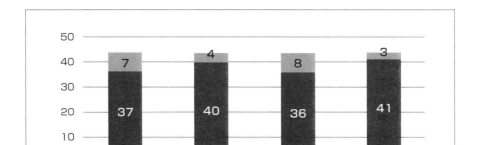

感想・意見には、語りを聞き、「疑似体験することで患者に対する共感や態度に変容が生まれるのではないかと感じた」「診療の場では表出されない気持ちを聞かせてもらえた」「これから診療に役立てていけるよう研鑽を続けます」などと記されていました。

　私たちは、アンケートの結果を見るまで、がん体験者の語りが医療者にどのように届いているか、不安と期待が入り混じった気持ちでいました。しかし、この結果を見て、私たちが語り手とともに作っているがんの語りは、医療者にも確実に伝わっていると実感し、とてもうれしく感じました。

［ 共感し、理解を深め学ぶ　自分の言動を振り返ることも ］

　がんの語りの効果について学術的に検討するために、2019年（1回目）に実施した緩和ケア研修会の感想・意見を質的に分析しました（2019年8月、第2回日本緩和医療学会北海道支部学術大会にて、木村恵美子・大島寿美子）。その結果、［語りへの評価・感謝］［患者への共感と理解の深まり］［語りから学び取る］［自己の臨床態度の内省と自覚］の4つのカテゴリが抽出されました。

　カテゴリは次頁の図にあるような11のサブカテゴリに分けることができます。

そのうち3つのサブカテゴリについて、具体的な感想・意見を紹介しています。

カテゴリ	サブカテゴリ	感想・意見の一部
語りへの評価・感謝	① 語りへの関心と評価	語っていただくことで、実際に自分がなった時にどういう気持ちになるか、擬似体験することで患者に対する共感や態度に変容が生まれるのではないかと感じました。
	② 語り手法の評価	
	③ 体験を語ることへの感謝	
	④ 語りによるがん患者への効果に感銘	
患者への共感と理解の深まり	⑤ 自分と照らし合わせて共感する	実体験されたお話を聞き、やはり患者の苦しみはとうてい推しはかれるものではないということを改めて実感しました。
	⑥ 患者の心理状況の理解	
	⑦ 臨床体験と照らし合わせて実感する	
語りから学び取る	⑧ 患者体験・語りが学びとなる	
	⑨ 語りを聞くことがよい経験となる	
自己の臨床態度の内省と自覚	⑩ 苦痛緩和に関わる姿勢の再認識	医療者側の思い込みを外せるように、患者さんの話をしっかり聞いていきます。
	⑪ 自己の診療を見直す機会	

4つのカテゴリは、以下の図に示すような関係であると考えられました。

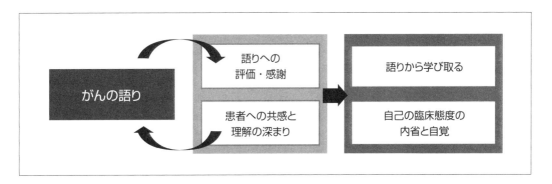

語りを聞いた医療者は、語りを評価し、患者の体験に共感することで患者の「病い体験」の理解を深めていました。そのことが自己の臨床体験や患者とのコミュニケーションについての内省とともに、患者の語りそのものの価値の認識を引き起こしていることが示唆されました。

物語理解や読解研究では、共感や感情移入が洞察や信念に影響するとさ

れていますが、語りの聞き手である医療者にも類似のプロセスが起きている可能性があることが考えられました。

　以上の結果から、がん体験者の語りは、患者の精神的・社会的な状況を実感しながら理解する機会、医療者が患者との関わりを内省する機会となっており、緩和ケア研修会では座学やロールプレイにはない学びの体験を提供できる可能性があると、私たちは考えています。

企業研修に活かす

　がん患者の3人に1人は、20歳から64歳の働き盛りでがんと診断されています。がん患者にとって仕事と治療が両立できる環境整備が何より必要です。労働力不足が課題となっている中、継続的な働き手の確保や、魅力的な職場環境づくりが求められており、企業は両立支援策を講じ始めています。

　厚生労働省の「がん患者・経験者の就労支援のあり方に関する検討会報告書」(2014年)では、就労支援の取り組みとして、当事者は自分の病状を理解し、自分ができること、配慮してほしいことを明確に伝える、企業は当事者との認識の共有、病院などとの情報の共有、従業員に対する研修を実施することが必要だと述べられています。

　がん体験者の語りは、体験者にとっても企業にとっても就労支援に役立つと、私たちは考えています。自治体や経済団体の就労支援セミナーのような場で、企業の研修の場で、労働組合や労働団体の勉強会などの場で、重要な役割を果たすでしょう。その際のポイントを紹介します。

◉企業として体験者に聞きたいことは？

　札幌市の健康経営セミナーに参加した企業に、アンケートを取ったことがあります。がんの語りとして聞きたいことがたくさん挙げられました。

　主なものは以下の通りです。

①会社での支援の方法、がん患者への具体的な接し方、
　会社・同僚の対応・対策
②治療の具体的内容・経過、治療に伴う体と心の苦痛、
　心理的支援の重要性
③復職までの準備と障壁、復職後の働き方
④治療費の目安、保険などがんとお金に関すること
⑤治療後のライフスタイル
⑥家族からの支援とそれに伴う変化、家族の体験談

これらを頭に入れて、語りを考えたらよいでしょう。

◉両立の工夫を語ろう

　語り手の中には、職場の理解もあって復職を果たし、治療と両立している人がいる一方、退職して次の道を選んだ人、残念ながら仕事をやめざるを得なかった人もいます。

　治療と仕事の両立を実践した方は、どんな制度があったのか、どんな働き方の工夫をしたのか、職場の理解を得るためにどのようなことをしたのか、つらかったこと・うれしかったことは何かなど、仕事面での具体的な経験を語りましょう。

　例えば、休職や休暇、時間休の日数はどれくらいだったでしょうか。それは自分が仕事と治療を両立する上で十分だったでしょうか。休みを取るためにどのように上司や同僚、取引先に話をしましたか。治療日に休みをもらうのが申し訳ない、と後ろめたさを感じながら休んだ経験はありませんでしたか。相談した相手は誰でしたか。理解ある上司や同僚、周囲のサポートに励まされたことはありませんでしたか。どのように仕事に復帰しましたか。

　病い体験の中で、仕事と関係する部分を詳しく語りましょう。

　私たちの講座の受講生の中には、収入が減り、経済的に大きな負担があったと語る方もいました。治療だけでなく、入院や通院、ウイッグ（かつら）や装具などの費用が負担となった方もいます。そういう経験も貴重な語りです。経済的に何がどのように大変だったのか、どんな時にどんな制度や保障に助けられたのかについて語ってみましょう。あとからその制度が使えることを知って残念な思いをした制度や保障があれば、そのことについて触れてもよいでしょう。

治療の副作用や後遺症と仕事との関係も重要な情報です。抗がん剤治療の副作用によって今までのように上手く仕事をこなせない、手のしびれによってパソコンのキーボードが打てない、考えをまとめるのに時間がかかる、などの経験をした方もいることでしょう。そんな時、誰にどのように相談したか、相談した相手や工夫したことは何だったか思い出してみましょう。

　キャンサボの語り手の中には、手がしびれる副作用がある抗がん剤は使いたくないと医師に希望を伝え、別の抗がん剤で治療をしながら仕事を続けた方もいます。職場では降格となってしまい、とても複雑でつらい気持ちを抱えながらも、折り合いをつけて働き続けた方もいました。職場の人たちが重たい荷物を持ってくれたり、声をかけてくれたりしたので、身体的につらかった時期をなんとか乗り切った方もいます。病気が見つかった時にしていた仕事を辞め、がん患者のために役立ちたいと起業した方もいました。

　一人ひとり、仕事に対する気持ちは異なります。生計や家計の維持のため、生きがいのため、社会に貢献するため。自分にとって働き続けることの意味は何か、ぜひそのことも語りましょう。

◉退職した理由を語ろう

　退職した経験がある人の場合、退職に至る経緯について、何があったのかという「事実」とその時どう感じたのかという「気持ち」を柱にまとめてみてください。悲しみ、悔しさ、失望などの感情があったり、安堵や解放などの気持ちがあったりしたかもしれません。誰とどのような会話があったのか、自分はその状況をどんなふうに捉えたのか、職場を去る決断をした時どんな気持ちになったのか、どんなふうに感じたのか語ってみましょう。職場の上司や同僚から、どんな接し方をされてうれしかったのか、残念だったのか、についても率直に語りましょう。

　退職した人が事実と気持ちを柱にした語りをすることによって、どんな職場であれば働き続けられたのか、どんな環境が整っていれば辞めなくて済んだのかについて、聞き手が自然に考察を深めることができるのではないかと私たちは考えています。

　「企業向けに語る」といっても難しく考えることはありません。がん体験の事実

と気持ちを語る中で、仕事との関わりを少し多めに語る、という組み立てでよい
と思います。

　先ほどのアンケート結果にもあるように、企業は、がん体験者がどのような治
療をして、どのような体験をするのかを知りたいと思っています。病気と治療に
よって影響を受けた生活とともに、仕事との関係でどのような不自由さを感じ、
悩みを持っていたのか、どのような制度や支援に助けられたのかについて語りま
しょう。

◉就労支援解説とセットでも

　企業向けセミナーでは、語りだけでなく両立支援制度などの解説を加え、提
供するのも効果的ではないかと私たちは考えています。

　解説の内容としては、例えば以下のような項目を入れるとよいかもしれません。

　①がんで利用できる社会保障・社会資源
　②労務管理上のポイント
　③企業規模や業態による特徴
　④休業、給与、労働補充、就業規則のがん就労対応
　⑤公的な両立支援施策(助成金)など

　キャンサポには、がん体験のある社会保険労務士がいるので、語りと解説を
組み合わせて提供する計画があります。企業や派遣依頼先とよく相談して進め
ることが大切です。

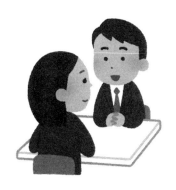

語ってみました ⑥

　悪いことをしたわけではないのに、後ろめたい——。

　腫瘍マーカーの値が正常になり、抗がん剤の影響で抜けた頭髪が生えそろっても、そんな気持ちがありました。周囲に優しくされるのが何だかつらく、「病気前の自分」に早く戻りたいと思いました。

　そんな時、私と同じ精巣がんを克服し、マラソンの自己記録を更新し続ける人の闘病体験を聞き、とても勇気をもらいました。そして「もしかしたら自分の体験も誰かの役に立つかもしれない」と、語り手養成講座を受講しました。

　講師の方々は、私が当たり前でつまらないと思っていた闘病時の気持ちや出来事を「聞く人の心に響く」と言ってくれました。

　受講後に人前で体験談を話した時、私の気持ちに共感し、心が楽になったと感謝されました。ずっと抱き続けていた後ろめたさは、もうなくなりました。病気になった自分を、肯定的に受け入れることができました。これからは「がんになったからできること」を考えて生きたいです。

（和賀　豊）

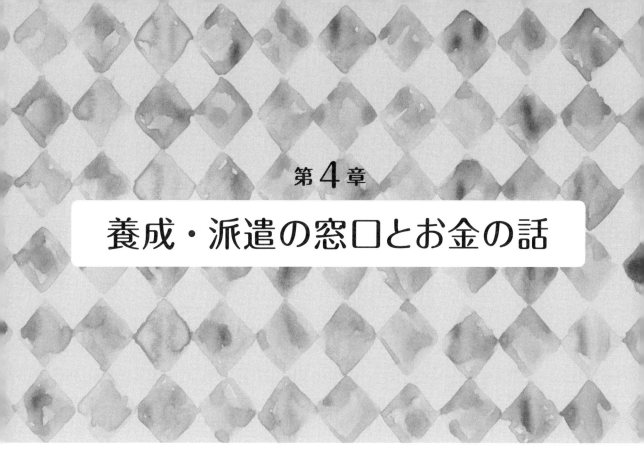

第4章
養成・派遣の窓口とお金の話

　語り手養成と派遣の窓口はどこで、どのように運用されているのでしょうか。また養成や派遣にはいくらかかるのでしょうか。この章では、2021年時点での状況を簡単にまとめ、紹介します。

◉多様な研修会　全国で

　体験の語りについての考え方、研修方法、派遣の仕組みや窓口は、組織や団体によりさまざまです。私たちは体験を語る人を「語り手」と呼んでいますが、「講師」や「スピーカー」という名称で呼んでいるところもあります。

　がん体験を語る人の養成研修は、セミナーやイベントで体験を紹介したり、がん教育を行う学校で経験者として話をしたりすることを目的に行われています。研修会の主催者は、主にがんの患者会や患者支援団体ですが、さまざまな病いの体験者がともに活動する団体が主催している場合もあります。

がん教育については、地方自治体や国も外部講師養成の研修会を開いています。

　研修時間については、主催者や内容により、数時間から1日あるいは数日に及ぶもの、1回限りのものから数回に分けて行うものなどいろいろで、参加費用も無料から数万円までさまざまです。

　語り手や外部講師の派遣は、養成講座を開催している団体が行うことが多いようです。ただし、学校でのがん教育の場合は、独自の窓口を設置して学校と派遣団体を仲介する自治体が増えています。

　語りに対する謝金は、依頼者である団体の規定や、セミナーやイベントの内容によって無料から交通費の実費のみ、数千円から数万円まで大きな幅があります。学校の外部講師の場合は窓口となる自治体の規定によります。

　一例として、キャンサポのある札幌市の派遣の仕組みを紹介しましょう。札幌市では、2021年度から「がん教育における外部講師の派遣体制に係る実施要綱」が定められ、保健所が教育委員会と連携し札幌市立の学校で話をする外部講師の調整を行うことになりました。講師として医師や看護師を希望する場合は、札幌市内がん診療連携拠点病院の「学校がん教育連絡会議」事務局の病院、がん体験者を希望する場合は、キャンサポも加入する「北海道がん患者連絡会」と相談して講師を派遣する仕組みです。報酬は、がん体験者は1万円、医師は2万円、看護師など医師以外の医療従事者は1万円と決められました。

　読者のみなさんの地元での仕組みについては、自治体、保健所、教育委員会、保健所、がんの患者会や患者支援団体などで調べてみるとよいでしょう。

●私たちの経験では

　学校教育や医療機関からキャンサポに語り手派遣の依頼がきた場合、はじめに担当の方にキャンサポ独自の「がんの語り手・講師紹介依頼書」を提出してもらいます。

依頼書の項目は、下記のようになっています。

【キャンサポの「がんの語り手・講師紹介依頼書」】
◎依頼担当者の氏名・連絡先
◎講師紹介の流れ
◎依頼内容（催し名、主催者、開催日時・スタイル・会場、催しの趣旨・対象者、依頼内容、
　謝礼金、当日の集合場所・駐車場の有無、服装の要望、会場設備など）
◎その他要望など

　依頼書をメールや郵送で受け取ると、内容を確認し、派遣に向けて学校または医療機関の担当者と話し合っていきますが、この時に「謝礼金」として語り手派遣に関する報酬についても確認します。

　学校と医療機関について具体的な経験を紹介しましょう。まず窓口としては、学校では、教育委員会から最初に連絡があり、その後は授業担当の先生と直接コミュニケーションを取りました。医療では、研修を主催する医療機関、学会のシンポジウムの担当者、医療系の学生に授業を行う大学の教員から直接連絡があり、話し合いました。

　報酬については、学校教育の場合は交通費を含め1万円程度でした。医療では、医療機関の場合は交通費を含め1万円程度で、大学の場合は1〜2万円程度でした。

●報酬設定　こう考える

　先にも書きましたが、学校教育や医療への派遣では医師などの医療者と体験者では報酬に差をつけているのが現状です。体験者は「自分の経験を話すだけ」だから数千円での報酬でもいいのではないか、または無料でもよいのではないかという議論を耳にしたこともあります。

　私たちが作る語りには多くの知恵や工夫が詰まっており、そして多くの人手と時間も費やしています。

語り手養成の費用は、主に外部の助成金や補助金でまかなってきました。必要となる費用は、会場費、教材費、設備機器費、外部の講師への謝礼金、事務スペースの賃貸料、交通費、事務費などです。外部資金があったおかげで、養成講座の受講料は1講座あたり数千円に抑えることができました。養成講座では受講生1〜2人ごとにサポートスタッフ1人がつき、語りの内容を一緒に検討していきます。サポートスタッフはみなボランティアで交通費のみ受け取ります。

　派遣にあたっても、時間をかけて丁寧に準備をしています。キャンサポでは語りを完成するまでに、2〜3カ月の月日をかけることもあります。その間、語り手とサポートスタッフは無償で行っています。それは、ともに語りのよさや必要性を理解し、「語りを届けたい」という思いがあるからです。そのため、講師料も法人に振り込まれ、語り手とサポートスタッフには交通費のみ支払われる形としています。

　その点を理解していただき、見合った報酬があることが私たちの願いです。

　この仕組みを私たちが続けられているのは、お金には代えられない感動が得られるからかもしれません。しかし、私たちのように対象者に合わせた語りを作り、届けるまでの時間や労力を考えると、語り手の社会的な立場や存在を多くの方々に知ってもらい、講師料に反映することも私たちの使命でもある、そう感じます。

語ってみました ⑦

　コロナ禍の2020年11月、医科大学からオンラインでの語りの要請がありました。医療者の方々に語るなんて……とても畏れ多いこと。「無理です、無理です」と言っていました。でも、私の拙い文章をサポートスタッフのみなさんと何日もかけて作り上げた原稿はとてもよいものができました。早く語りたいと思うほどになっていました。何度も練習をしました。YouTubeの動画でお話をする方々を見て研究もしました。原稿ばかり見ていると私のウイッグの頭頂部が映るので注意しました。鏡をカメラに見立てての練習でした。だんだん「できる！」と思うようになりました。

　当日、大学の周りは紅葉がとても綺麗でした。少しドキドキしながら、カメラの位置を確認したり、口のストレッチをしたり、咳が出ないように飴を舐めて本番まで準備をしました。少し緊張はしましたが、何度も練習をしていたので落ち着いて語ることができたと思います。ちょっと恥ずかしいと思っていた手のポーズもチャレンジしました。最後はカメラを見つめて「がんになっても前を向いて生きている私を見ていてほしい」と語り終えました。

　すべて終了したあとは、サポートスタッフのみなさんと抱き合いたいような気持ちで「頑張ってよかった！」と達成感を感じながらホッとしました。

　とても貴重な経験になりました。医療者の方々にお役に立てることができたのなら、うれしく思います。

（井上美智代）

おわりに ···

　本書では、がんという病い体験について「語る」ことの意味と、実際に語るための方法や手順、学校教育や医療、企業の研修などでの語りの活用方法、聞き手に合わせた語りの具体例と実践のポイントについてまとめました。

　本書の執筆者には、新聞記者、大学教員、医療の専門職、がんという病いの経験者がいます（ここで言う「経験者」は「がんサバイバー」と同様、過去の経験と現在の経験の両方を含んでいます）。執筆者の経歴からわかるように、私たちの開発した語りにはジャーナリズムと学術、医療、当事者の視点が活かされています。最大の特徴である「事実と気持ちに焦点を合わせること」「ひとつづきの物語にまとめること」の2つは、実は「ひと」の経験を取材してまとめるジャーナリズムの基本的な技法です。取材では、いつ、誰が、何をしたのかという具体的な行為と、その時の思いや気持ちを聞き取っていきます。聞き取った経験を、「第三者」としての取材者の視点を活かしながら活字メディアは文章に、映像メディアは映像にまとめ、読者や視聴者に届けます。

　このようなジャーナリズムの技法を参考にしながら、私たちは「第三者」が聞き取るのではなく、「本人」が自ら自分の体験を語ることにしました。そこに、ナラティブに関する学術的な成果を反映させ、医療の専門家と病いの経験者の視点も取り入れながら、事実と気持ちに焦点を合わせて過去から現在へと物語っていく「一人称の語り」の方法論へと発展させていきました。この方法を使った最初の作品が『北海道でがんとともに生きる』（寿郎社）です。28人が実名でがん体験を綴ったこの本には、私たちが目指してきた病いの語りのエッセンスが詰まっています。語りの具体例として読んでいただくと、本書で紹介した方法論の理解がさらに深まると思います。

　本文では触れませんでしたが、語りの方法論の開発に大きな役割を果たしたものがあります。それは、同じ体験をした人が支え合う「ピアサポート」に関する理論の検討と実践経験です。大島と木村は、2014年にピアサポートのガイドブック『がんサロンピア・サポート実践ガイド』（大島寿美子・木村恵美子、みんなのことば舎）を刊行し、研修プログラムを開発して「ピアサポーター」を養成してきました。養

成プログラム開発の過程で重視したのは、病い体験の当事者による体験的知識と、他者の話を聞く技法、ピアサポーターと他のサバイバーとが対等な関係を作り続けるための技術です。さらに、ピアサポーターが自身の体験を理解することも大切にしました。ピアサポーターの養成プログラムに、病い体験の語りのワークショップが含まれているのはそのためです。ピアサポートに関する研究では、語る／聞くという行為から生まれる関係性について考察を深めることができました。

　ここで得られた洞察は、本書で紹介した語りのサポートスタッフの役割や、学校教育や医療者研修における語りの有用性の検討に活かされています。本文で述べているように、サポートスタッフは支援者というよりも聞き手です。聞き手としてのサポートスタッフの存在により、語り手は自身の体験を探求していくのです。

　私たちの語りでは、語り手はまるでタイムマシンに乗って過去に行き、そこから現在までの時間を辿るかのように語ります。語り手は、その時その場所で起きた出来事と気持ちについて「その時の自分」として語り、最後は「現在の自分」が「いま、ここ」で何をして何を感じているかを語ります。聞き手は、語り手のその時間と体験を一緒に辿ります。

　この形式では、「現在の自分」が過去を振り返って解釈する語りになりません。私たちはこのような語り方と、聞き手の存在（聞き手と語り手の相互作用）が、本書で紹介した語り手や聞き手に対する効果を生み出しているのではないかと考えています。方法論は発展途上のささやかなものですが、「患者や家族の人びととともに、患うという経験の世界のただなかに」いて「人間的な知恵や、忍耐と勇気の規範や、美徳のあり方や、人間性の本質的要素における教訓を探求する」（アーサー・クラインマン『病いの語り』誠信書房、1996、p.351）ひとつの野心的な試みでもあります。

　また、本書で紹介した方法は、がんという病い以外の病い体験の語り、障害

や災害を含むさまざまな困難の体験の語り、さらには大人の自分史や子どもの作文にも応用できる可能性があると考えています。

　ちょうどこの原稿を書いている3月、日本は東日本大震災から10年を迎えました。新聞やテレビの特集記事や番組では数多くの震災体験が語られ、地域でも震災の語り部が体験を伝えています。こうした体験の物語に私たちが感銘を受けるのは、生きることの苦難と、苦難の中で懸命に生きる姿に人間の本質や尊さを感じるからであり、体験した人の姿に自分を重ねて共感するからです。

　被災地には、語り部の語り方に注文をつけたり、特定の団体を非難するような語りを禁止したりする動きもあるようですが、本書を読んでいただければ、怒りや悲しみ、悔しさなどの負の感情が語りにとって大切な要素であること、「私が体験した事実と気持ち」として時間の経過とともに語れば非難や批判にはなりえないことを理解してもらえるのではないか……そんなことを思いながら、テレビや新聞を通じて届けられる被災地からの体験の語りに耳を傾けています。

　最後になりましたが、教員の余田峻也さん、福富淳平さん、城丸瑞恵さん、語り手の井上美智代さん、内藤郁子さん、前川純子さん、Y.M.さん、山崎政彦さん、横田文恵さん、和賀豊さんには、貴重な経験や感想を寄せていただきました。また、こうして一冊の本にまとめられたのは、語り手の養成講座の受講者、NPO法人キャンサーサポート北海道の語り手と会員のみなさんと過ごした時間があったからです。執筆者を代表して心からお礼を申し上げます。

　本書が、病いの体験者はもちろん、教育、医療やケア、企業に関わる多くの人の参考になることを願っています。

2021年3月　執筆者を代表して

大島寿美子

付　録　語りをまとめるのに必要なもの

体験の語りをまとめるにあたっては、次のようなものを用意するとよいでしょう。

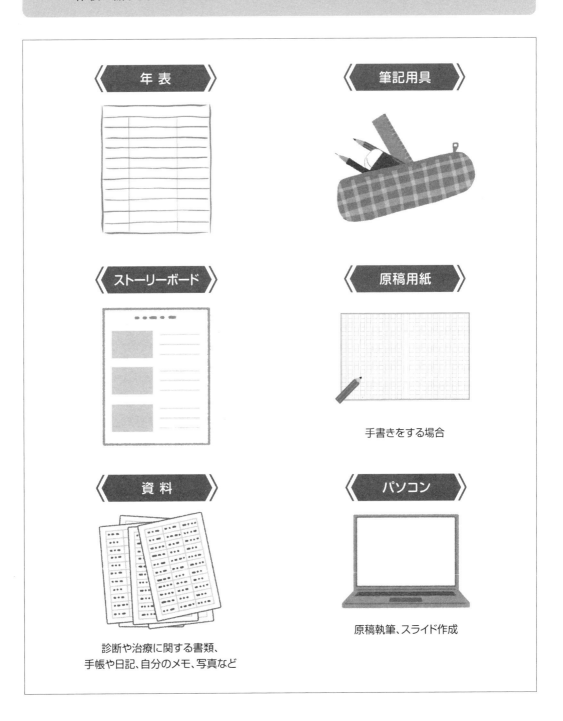

《 年　表 》

《 筆記用具 》

《 ストーリーボード 》

《 原稿用紙 》

手書きをする場合

《 資　料 》

診断や治療に関する書類、
手帳や日記、自分のメモ、写真など

《 パソコン 》

原稿執筆、スライド作成

《 年 表 》

西 暦	年 齢	出来事	気持ち・言葉・シーン

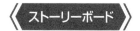

編集を終えて（執筆者と主な担当章）

大島寿美子（はじめに、第1章、第4章、おわりに）

生物学の研究から記者の道に進み、取材で出会ったがんのサバイバーシップが大学での研究テーマの一つになりました。当事者のエンパワメントとしての語りについて、語る・聞くという関係性について今後も探求していきたいと思っています。本書を通じて、私たちが開発してきた「体験の語り」の魅力を感じてもらえたらうれしく思います。

＊NPO法人キャンサーサポート北海道理事長
＊北星学園大学文学部心理・応用コミュニケーション学科教授

米田純子（第2章）

30年近く前に甲状腺がんを手術しました。記者として働くうち「持病」が増え、がんは数ある既往症の一つ、「終わったこと」になりました。しかし養成講座のお手伝いで他者のがん体験を聞き、私自身の記憶も鮮やかに戻ってきました。このようにみんなで語り、聞くことで練り上げる講座の雰囲気が少しでも伝われば幸いです。

＊NPO法人キャンサーサポート北海道会員

宇佐美暢子（第3章、第4章）

新聞社で長く働き、ラジオ局の経営に携わっていた2015年、子宮体がんの手術、抗がん剤治療を経験しました。その後、語り手養成講座でサポートスタッフとしてお手伝いを始めました。ともに作り、語ることでこんなにも感動し、元気がもらえるとは思っていませんでした。うれしい誤算です。この本で喜びのおすそわけができたら、と願っています。

＊NPO法人キャンサーサポート北海道理事
＊札幌市がん教育実践研究会委員

木村恵美子（第3章、第4章）

25年間、看護師としてがんを患う方々に関わってきました。語りをまとめる過程では、がん体験者が経験したからこそ生まれるたくさんの知恵や工夫を教えてもらえます。また、語りをまとめた後の体験者の自信に満ちた姿に毎回感動しています。多くの医療者にも語りのよさを知ってもらい、病院では味わうことができないこの感動を分かち合えることを願っています。

＊NPO法人キャンサーサポート北海道理事
＊緩和ケア認定看護師

NPO法人キャンサーサポート北海道
札幌市厚別区大谷地西2-3-1　北星学園大学　大島研究室内
https://cancersupport.jp/
info@cancersupport.jp

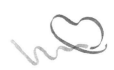

がんの「語り」 語り手の養成から学校・医療・企業への派遣まで

発　行	2021年11月5日　初版第1刷
著　者	大島寿美子　米田純子　宇佐美暢子　木村恵美子
発行者	土肥寿郎
発行所	有限会社 寿郎社
	〒060−0807　札幌市北区北7条西2丁目 37山京ビル
	電話011−708−8565　FAX011−708−8566
	E-mail　doi@jurousha.com
	URL　https://www.ju-rousha.com/
	郵便振替　02730−3−10602
装　幀	Hiroe DESIGN
印刷所	モリモト印刷株式会社

＊落丁・乱丁はお取り替えいたします。
＊紙での読書が難しい方やそのような方の読書をサポートしている個人・団体の方には、
　必要に応じて本書のテキストデータをお送りいたしますので、発行所までご連絡ください。

ISBN978-4-909281-39-5 C0036

寿郎社 の 好評既刊

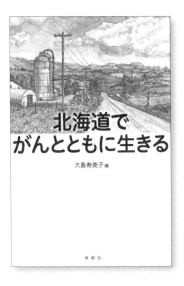

北海道で
がんとともに生きる

大島寿美子 編 　　　　　　　　定価：本体2000円＋税

北海道でがんを体験した20代から70代までの「普通の人たち」28人の「語り」を収録。大腸がんや乳がんといった患者数の多いがんから、肉腫や悪性胸膜中皮腫など〈希少がん〉と呼ばれる患者数の少ないがんまで、さまざまながんを体験した人々が、「告知のショック」や「治療のつらさ」「手術への不安」「副作用の苦しみ」「仕事と日常生活」「前向きに生きる秘訣」などを偽りのない自身の言葉で語る。キャンサーサポート北海道の〈がんの語り手養成講座〉から生まれた、がん患者とその家族、医療関係者のみならず、生きることに悩み苦しむすべての人たちへ勇気と希望を与えてくれる本。

ふまねっと運動のすすめ
認知機能を改善する高齢化地域の健康づくり

北澤一利 著 　　　　　　　　定価：本体2000円＋税

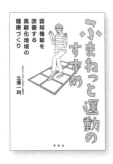

だれでもできる、どこでもできる、楽しくできる──。あみを踏まずに歩くだけで「注意力」「集中力」「記憶力」がアップする〈ふまねっと運動〉は、介護・福祉・まちづくりの分野で行政からも注目されている〈ポピュレーションアプローチ〉。参加した高齢者自身が「指導者」にもなれるので地域社会での「孤立防止」「介護費削減」にも貢献。そんな画期的な運動のノウハウを図表入りでわかりやすく解説した本。

精神保健福祉の実践
北海道十勝・帯広での五〇年

小栗静雄 著 　「へぐり語録」編集委員会 編 　　　　定価：本体2000円＋税

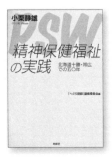

精神障害者と呼ばれる人たちとどう向き合ってきたか──。道なき道をこけつまろびつ走り続け、精神保健福祉活動の先進地──十勝・帯広の、その道幅を広げてきたソーシャルワーカー〈へぐりさん〉の繊細にして型破りなPSW（精神保健福祉士）人生。〈へぐりさん〉から刺激を受けた仲間たちによる〈へぐり語録〉も併録した、障害者支援の理想と現実がわかる本。